DAS STAATLICHE LUITPOLDKRANKENHAUS ZU WÜRZBURG

DIE ERSTEN FÜNF JAHRE DES VOLLBETRIEBES
1921–1926 BEZW. 1923–1928

IM AUFTRAGE DES KRANKENHAUS-AUSSCHÜSSES
UNTER MITARBEIT DER VORSTÄNDE
PROFF. P. MORAWITZ-LEIPZIG UND E. GRAFE, F. KÖNIG,
P. MANASSE †, M. MEYER UND MARX, H. RIETSCHEL,
K. ZIELER, M. B. SCHMIDT, KURATUS DR. RANFT UND
PFARRER SCHWERDTFEGER, RAT STEMPLINGER,
DR. H. C. LOMMEL

HERAUSGEGEBEN

VON

GEHEIMRAT PROF. DR. F. KÖNIG
DIREKTOR DES LUITPOLDKRANKENHAUSES

SPRINGER-VERLAG BERLIN HEIDELBERG GMBH 1928

ISBN 978-3-662-27704-1   ISBN 978-3-662-29194-8 (eBook)
DOI 10.1007/978-3-662-29194-8
Softcover reprint of the hardcover 1st edition 1928

Vorwort.

Am 2. November 1921 wurde das staatliche Luitpoldkrankenhaus seiner Bestimmung übergeben. Es bestand die Absicht, nach 5 Jahren eine einheitliche Übersicht zu geben. Aus verschiedenen Gründen hat sich das verzögert, und es ist wohl auch deshalb richtiger, erst jetzt damit hervorzutreten, da nur die medizinische und chirurgische Universitätsklinik und Krankenabteilung, sowie das Pathologische Institut am 2. November 1926 fünf Arbeitsjahre hinter sich hatten, die Sonderkliniken (Kinderklinik, Hals-, Nasen- und Ohrenklinik, Haut- und Geschlechtsklinik mit ihren Abteilungen) erst über ein volles Jahr später ihren Vollbetrieb aufnahmen. Für diese Kliniken sind die ersten fünf Jahre erst mit dem Frühjahr 1928 abgelaufen.

Die Aufzeichnungen sollen einen Einblick geben in das gesamte Arbeitsfeld des Luitpoldkrankenhauses. Die Arbeit an den Kranken im weitesten Sinne ist besprochen. Aber da es sich um Universitätsinstitute handelt, so nehmen vielfach subjektiv gehaltene Berichte über den medizinischen Unterricht, das Lernen und Lehren, und über die wissenschaftliche Forschung und ihre Hilfsmittel naturgemäß einen breiten Raum ein. Mit großer Liebe haben sich die einzelnen Vorstände samt ihren Helfern in diese Gegenstände vertieft. Daß auch die Seelsorge, und die Aufgaben der Verwaltung zu Wort gekommen sind, muß den Eindruck abrunden. Auch von dem technischen Betrieb liegen statistische Angaben vor. Vieles Wissenswerte ist bereits früher in dem ausgezeichneten Buche von Dr. h. c. LOMMEL gründlich besprochen worden.

Die Arbeiten zu veröffentlichen, erschien um so mehr Pflicht, als Herr Prof. MORAWITZ inzwischen nach Leipzig übergesiedelt ist und Herr Prof. MANASSE, der verdienstvolle Vorstand der Hals-, Nasen- und Ohrenklinik, uns am 27. September 1927 durch den Tod entrissen wurde. Sie haben ihre Berichte als wertvolles Material hinterlassen.

Es ist uns Pflicht, der hohen Staatsregierung dafür zu danken, daß sie in reichem Maße die Entwicklung der jungen Anstalten förderte, ein besonderer Dank gebührt Herrn Staatsrat Dr. h. c. HAUPTMANN. Außerdem aber danken wir allen Behörden des Staates, der Stadt und der Gemeinden, den zahlreichen Krankenkassen, mit welchen uns der Dienst am Kranken zusammenführt, und endlich ganz besonders den Ärzten, welche durch Einweisung ihrer Kranken die Universitätsinstitute unterstützt haben. Sie wissen am besten, daß ärztliches Wissen nur erlernt werden kann, wenn der junge Mediziner in der aufnahmefähigsten Zeit möglichst viele Krankenbilder in sich aufnehmen kann, und das wieder ist nur zu erreichen durch das freundliche und verständnisvolle aktive Wohlwollen aller in Frage kommenden Kreise.

Der Universitätsdruckerei Stürtz A G., Würzburg, insbesondere ihrem Direktor Herrn Kommerzienrat Leonhardt, sowie der Verlagsbuchhandlung Julius Springer in Berlin, und hier wieder besonders Herrn Dr. h. c. Ferdinand Springer muß der tiefempfundene Dank ausgesprochen werden für das großzügige Entgegenkommen, mit welchem sie die Herausgabe dieses Werkes überhaupt ermöglicht haben.

Inhalt.

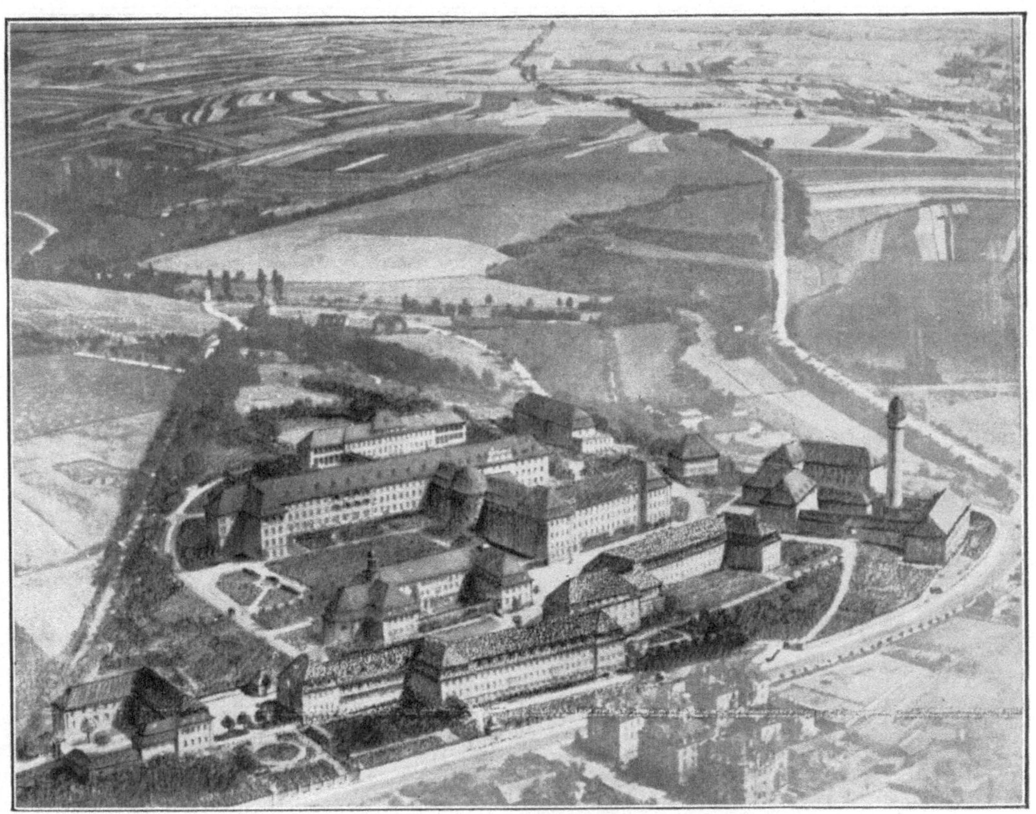

Abb. 1. Staatliches Luitpoldkrankenhaus aus der Vogelschau.

Allgemeiner Bericht.

Als im Wintersemester 1921/22 das neuerbaute staatliche Luitpoldkrankenhaus einem Teil der Würzburger Kliniken seine Pforten öffnete, fand eine Jahrhunderte alte Tradition damit ihr Ende, das medizinische Leben Würzburgs erhielt neue Grundlagen. In der folgenden eingehenden Schilderung der Einrichtung der Anstalt und der Übersicht über das erste Lustrum von seiten der Kliniks- und Institutsvorstände sehen wir zunächst den Ausdruck des Dankes an den bayerischen Staat, welcher mit diesem großzügig angelegten Werk die Universität beschenkte, und an unsere Freunde. Wir wollen aber nach Möglichkeit auch dazu beitragen, den jungen Anstalten neue Anhänger zu werben: gehören sie doch zu dem Schönsten, was neuzeitlicher Krankenhausbau geschaffen hat.

Wer mit der Bahn, sei es von Thüringen, von Nürnberg, von München, von Stuttgart oder Heidelberg her in Würzburg einfährt, sieht kurz vorher am Nordosthang den umfangreichen, aus 17 teilweise sehr großen Einzelbauten bestehenden Komplex des Luitpoldkrankenhauses, mit seinen langgestreckten Häusern, den hohen roten und schiefrigen Dächern, den offenen Veranden, dem Kirchlein und dem charakteristischen hohen Wasserturm. Übereinander sich aufbauend nehmen sie den Vorderteil des 24100 qm großen Geländes ein, von dem auf- und rückwärts noch ein großes, schon jetzt mit Bäumen schön angewachsenes Stück Park übrig bleibt. Der vom Bahnhofsplatz aus mit der Straßenbahn ankommende Besucher erhält schon von weitem einen prächtigen Blick, hinter dem eisernen Gartengitter den Kuppelbau des medizinischen Hörsaals, der dem Ganzen einen schloßartigen Charakter verleiht. Auf der Josef Schneider-Straße hundert Schritt abwärts gehend, stehen wir vor dem hohen schmiedeeisernen Portal des Haupteingangs, durchschreiten den vorderen Hof und den schönen Torbogen des Verwaltungsgebäudes und befinden uns auf dem zweiten Hof den Gebäudegruppen gegenüber; durchaus unter dem Eindruck der Formen des Barock, wie LOMMEL sagt: „der bürgerlichen Bauform des 18. Jahrhunderts", die dem Ganzen ihr immer wieder reizvolles Gepräge gibt.

Die baulichen Anlagen, in technischer und architektonischer Hinsicht sind in einer, mit ausgezeichneten Lichtbildern und Plänen versehenen Schrift des Erbauers, Herrn Dr. med. h. c. AUGUST LOMMEL, (Das staatl. Luitpoldkrankenhaus in Würzburg, 1925, Verlag Georg D. W. Callwey, München) eingehend und vortrefflich besprochen. Indem wir Interessenten auf dieses schöne Werk verweisen, können wir hier nur auf kurzer Wanderung die Lage der Bauten und ihr Verhältnis zueinander berühren.

Vom Haupteingang aus zieht sich eine breite Fahrstraße zwischen den Häusergruppen, die zwischen medizinischer und chirurgischer Klinik umbiegend schleifenförmig auf den Anfang zurückgeht; an verschiedenen Stellen sind große Tafeln mit Übersichtsplan aufgestellt. Außer beim Pförtner am Haupttor zeigen vielfache Wegweiser den Zugang zu den einzelnen Bauten.

Im Verwaltungsbau ist links vom Torbogen das wichtige Amt für Krankenaufnahme und Entlassung untergebracht, rechts die Fernsprechzentrale, von Schwestern versehen, und die übrigen Verwaltungsteile. Der protestantische Betsaal ist vor dem Gebäude angegliedert; die Räume für die

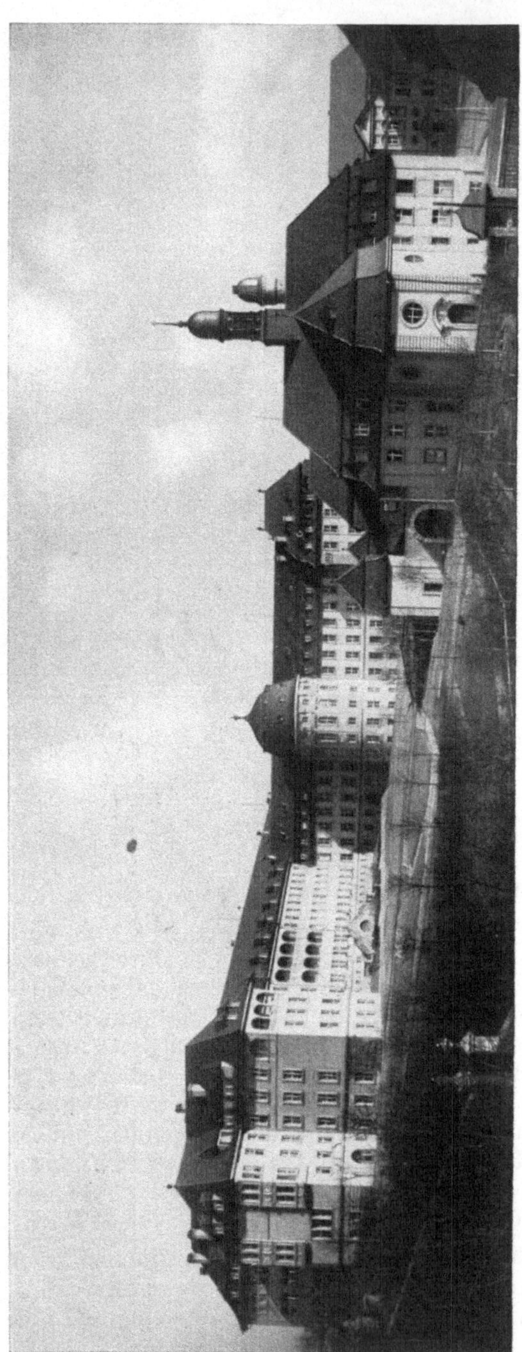

Abb. 2. Teilansicht von Westen; links chirurgische Abteilung.

Anstaltsapotheke, welche dermal einst kommen wird, sind links vorläufig noch anderweitig besetzt.

Eine Kraftwagenhalle am zweiten Hof enthält ein Lastauto, welches 1924 erworben wurde, und zur Herbeischaffung der Lebensmittel vortreffliche Dienste tut. Auf die Verwendung unseres Krankenautos haben wir absichtlich verzichtet. Die freiwilligen Sanitätskolonnen von Würzburg und den Nachbarorten besorgen den Krankentransport in so vortrefflicher Weise, daß wir nur unseren Dank zum Ausdruck bringen, indem wir ihnen nicht durch eigenen Transport Konkurrenz

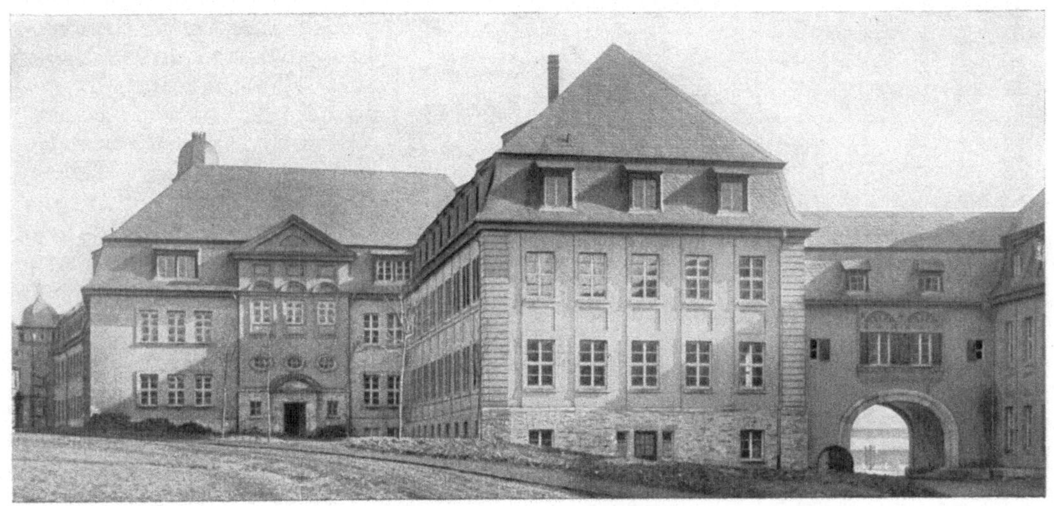

Abb. 3. Haut- und Ohrenklinik.

machen. Über die Verwendung des Autos wird noch näheres angegeben (s. technische Anlagen).

Vor uns liegt auf der rechten Seite der weit vorgeschobene vielgestaltige Bau der Sonderkliniken (Kinderklinik, Hals-, Nasen-, Ohrenklinik, Haut- und Geschlechtsklinik mit ihren Polikliniken und Abteilungen), zunächst vorn an der Straße, dann weit zurücktretend, endlich wieder hinführend zu dem wiederum dem Ende der Fahrstraße nahe liegenden Bau der Hautklinik, der Übergang einen Torbogen mit reizvollem Durchblick überbrückend. Schöne Portale und Balkons, Kuppelbau und Rundturm verleihen schon diesem Bau eine reiche Abwechslung. Auf der linken Seite der Straße liegt weiter aufwärts zu mit ausgedehntem Vorplatz, der Bau der medizinischen Abteilung, schon erheblich höher gelegen, aufwärts zurück in die medizinische Klinik mit jenem schönen Kuppelbau übergehend, an die sich wieder, noch einmal um soviel höher gelegen, mit ihr unmittelbar verbunden, der gewaltige Längsbau (165 m Dachfirst) der chirurgischen Klinik und Abteilung anschließt. Der Blick auf die chirurgische Abteilung, diesen 3 stöckigen Hochbau, der mit seinen Terassen und Loggien auch wieder höher als die medizinische gelegen ist, wird uns zunächst verlegt durch das katholische Kirchlein mit seinem Uhren- und Glockenturm (s. Abb. 26), an das sich die hohe mit Spalierobst bepflanzte Mauer anschließt, hinter der ein wunderhübsches Schwesterngärtchen sich birgt; denn in diesem Hause sind nun auch mit ihrer Oberin fast alle Schwestern untergebracht. Und nun beherbergt dieser Gesamtbau an der dem Kirchlein abgewandten Seite die große Gesamtküche mit ihren Nebenräumen, in denen Schwestern mit den Küchenmädchen die Speisen für die annähernd eintausend Kranke, Ärzte, Schwestern und Angestellten besorgen. So ist in diesem Hause für Leib und Seele gesorgt.

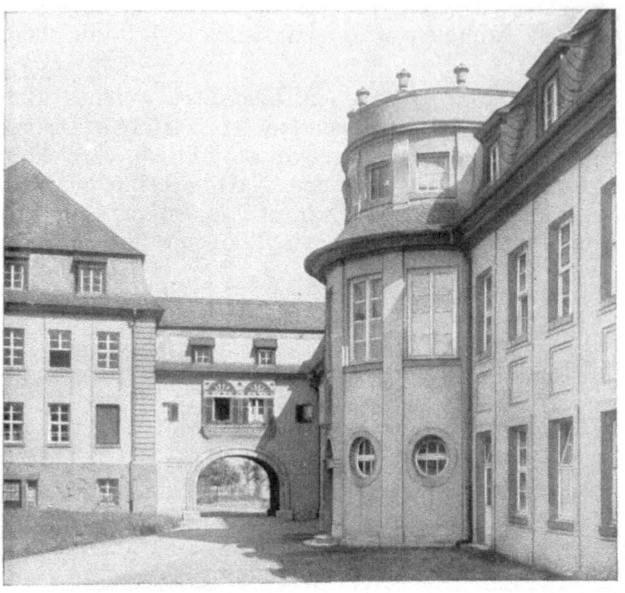

Abb. 4. Übergang von Haut- zu Ohrenklinik.

Am rückwärtigen Ende der Fahrstraße sehen wir einen größeren Bau, in den vielleicht gerade auf einem elektrischen Triebwagen große Haufen Wäsche geschafft werden — dieses so einfach zu handhabende Fahrzeug, das das beste Transportmittel auf dem großen hügeligen Krankenhausgebäude ist. In dem Hause sind Waschküche, Bügelräume, Nähstuben, Leinenaufbewahrung usw. mit den neuesten Maschinen versehen, und unter der Obhut der Schwestern stehend. Nun geht es auf breiter Straße bergabwärts zur Gegend des Wasserturms, der herauswächst aus der imponierenden Heiz- und Maschinenzentrale, aus der das Krankenhaus seine Heizung, sein Warmwasser, seinen Wasserdampf, seine ganze elektrische Kraft bezieht, für Licht, Haustelephon, Uhren, medizinisch-elektrische Apparate, Röntgenabteilungen, für Kochen, Waschen, Bügeln, Trocknen, für die Desinfektionshalle und hundert anderes mehr (s. Abb. 8).

Durch die Höhenunterschiede ganz rück-(ost-)wärts verborgen liegt das Pathologische Institut. Es ist besonders bemerkenswert, wie durch kluge Ausnutzung der Geländeunterschiede diese Stätte der wissenschaftlichen Arbeit und unserer Toten dem Getriebe der Kliniken und Polikliniken, des Wagenverkehrs auf der Krankenhausstraße entrückt, und den Blicken Neugieriger entzogen ist. Das Institut hat sein besonderes Ausgangstor, rückwärts nach der Schweinfurter-Straße.

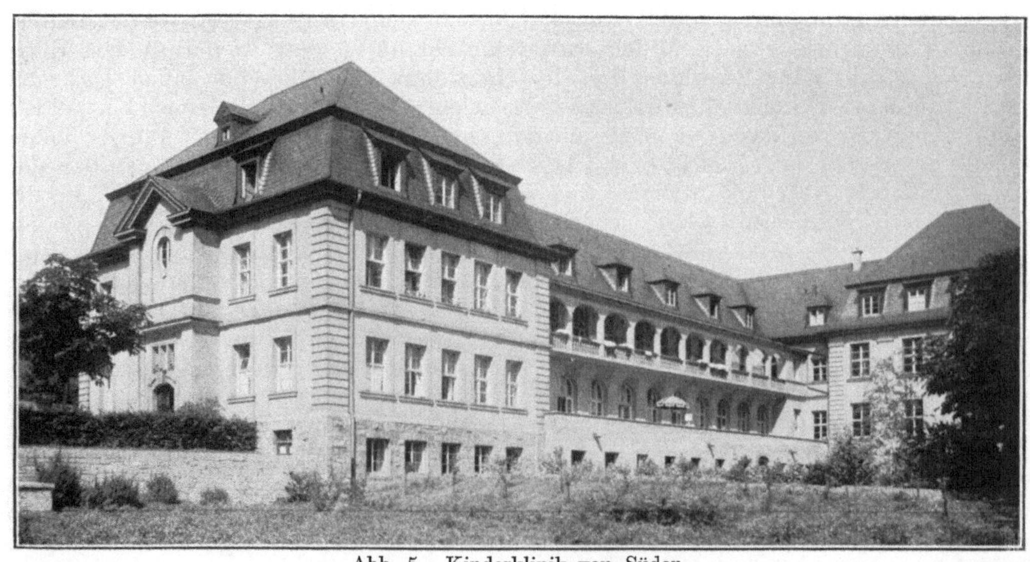

Abb. 5. Kinderklinik von Süden.

Wir müssen erheblich ansteigen, um wieder auf die Krankenhausstraße zu kommen. An ihr liegt auf der Höhe das schmucke Professorenhaus, mit reich blühenden Gärten, in dem zwei Professoren ihre Wohnung haben. Endlich sehen wir weiter nordwärts noch das große Haus für akut infektiöse Kranke, und hinter dem chirurgischen Bau, mit ihm noch durch gedeckten Gang verbunden ein langgestrecktes einstöckiges Ge-

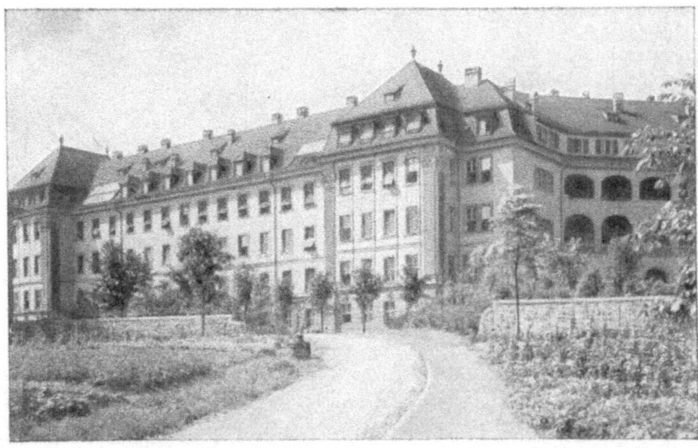

Abb. 6. Medizinische Krankenabteilung.

bäude, mit Liegehallen, rückwärts vom Park einem schönen Landhaus ähnlich: es ist das Tuberkulosehaus, das jetzt endlich als „Gerhardthaus" seiner eigentlichen Bestimmung übergeben worden ist, nachdem es jahrelang, den Forderungen der Zeit entsprechend, zu Wohnungen für Professoren und Assistenten hat dienen müssen. Rückwärts davon dehnt sich der heranwachsende Park.

Die Verteilung der Bauten kann man aus dieser Beschreibung, die Einrichtung aus den Berichten der Vorstände ersehen. Was man nicht darin finden wird, das ist der Umstand, daß diese ganze Anlage nach einheitlichem Gesichtspunkte erbaut überaus praktisch in der Anordnung und wahrhaft wohltuend durch seine bauliche Schönheit im Innern und im Äußern ist. Das Krankenhaus liegt hoch über der Stadt und hebt sich aus der oft im Sommer unerträglichen Schwüle des Würzburger Kessels; es lehnt sich an den Nordhang und ist deshalb vor nördlichen Winden geschützt, während es den — häufigen — Westwinden frei zugänglich ist; die in Würzburg so wirksame warme Sonne bestrahlt so gut wie die berühmten Rebenhügel des Steinbergs auch das Krankenhaus. Von den Liegehallen der Abteilungen bietet sich ein geradezu entzückender Blick auf die Stadt mit ihren zahllosen Türmen und auf die Höhen mit Festung und Käppele. Aber neben dieser natürlichen Schönheit wird das Auge immer von neuem durch bauliche Schönheiten erfreut, die Gliederung des Ganzen mit Freitreppen und Terassen, mit Torwegen und Altanen, mit Breitseiten und Kuppelbauten und immer neue Einzelheiten. Und auch die wenigen Ornamente kommen dazu: die Mutter mit den Söhnen am Eingang zur medizinischen

Abteilung, der pausbäckige Bambino mit seinem Kochlöffel über dem Eingang zum Küchenbau, die Pieta am Tor zum Schwesternhause. Und diese wohltuende Schönheit setzt sich im Innern fort. Ganz abgesehen von der schönen katholischen Kirche und dem würdigen protestantischen Betsaal. Die selbst ornamentalen Treppenhäuser sind mit schönen Ölgemälden geschmückt, die Korridorwände sind hier

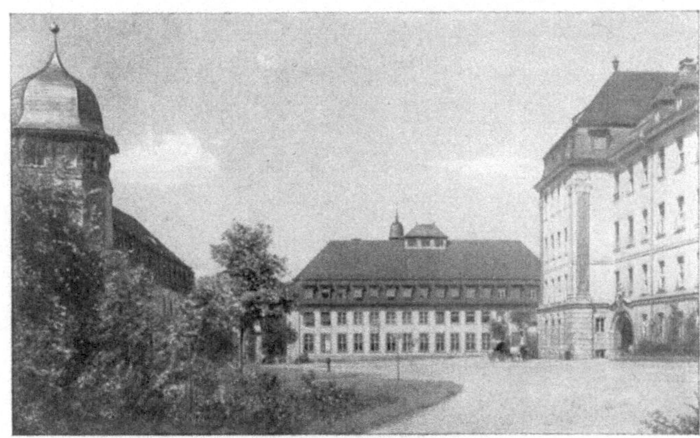

Abb. 7. Gesamtküche.

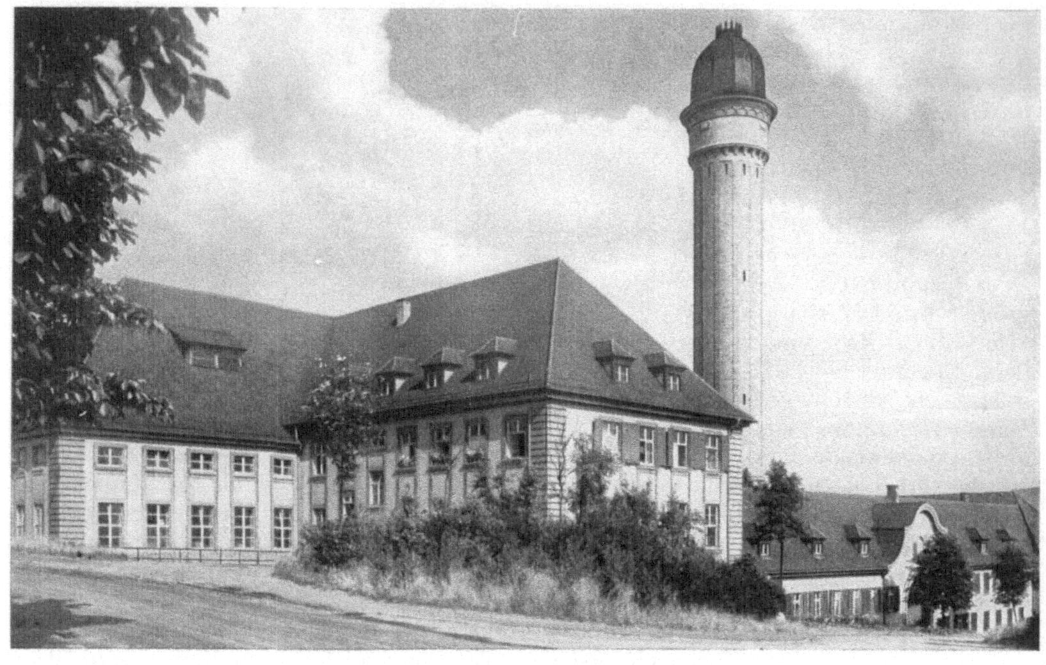

Abb. 8. Wasch- und Leinenhaus. Wasserturm.

olivgrün, dort pfirsichrot gestrichen hie und da eine kleine Abweichung, die zur Behaglichkeit beiträgt. Die Abteilungen sind, wie wir sehen werden, nicht auf die großen Säle zugeschnitten; viele kleine Zimmer auch für die Kranken III. Klasse, mit 6, 4 und 2 Betten. Statt der Hausklingeln sind Lichtsignale angebracht — eine Fülle von Einzelheiten, die zusammen die Behaglichkeit des neuzeitlichen Krankenhauses ausmachen.

Um den Aufschwung, den die neuen Anstalten genommen haben, zu beurteilen, können wir die Entwicklung bis zur Inbetriebnahme und von da ab bis heute gesondert betrachten; und wir müssen uns klar machen, was für Umstände, teils im Haus gelegen, teils aber von außen kommend, günstig oder nachteilig eingewirkt haben und weiter wirken.

Die Geschichte der jungen Anstalten bis zur Eröffnung ist voller Schwierigkeiten. In der berühmten Stiftung des großen Fürstbischof Julius Echter von Mespelbrunn besaß Würzburg seit 1582 ein einst mustergültiges Krankenhaus, im Juliusspital hatten seit der zweiten Hälfte des 18. Jahrhunderts Männer wie SCHÖNLEIN, NOTHNAGEL, BAMBERGER, die GERHARDTS, LEUBE der inneren Medizin — die SIEBOLDS, TEXTOR, LINHART, v. BERGMANN

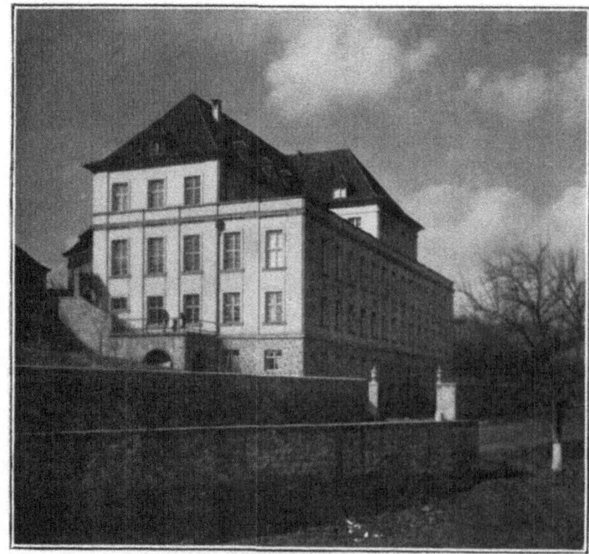

Abb. 9. Pathologisches Institut.

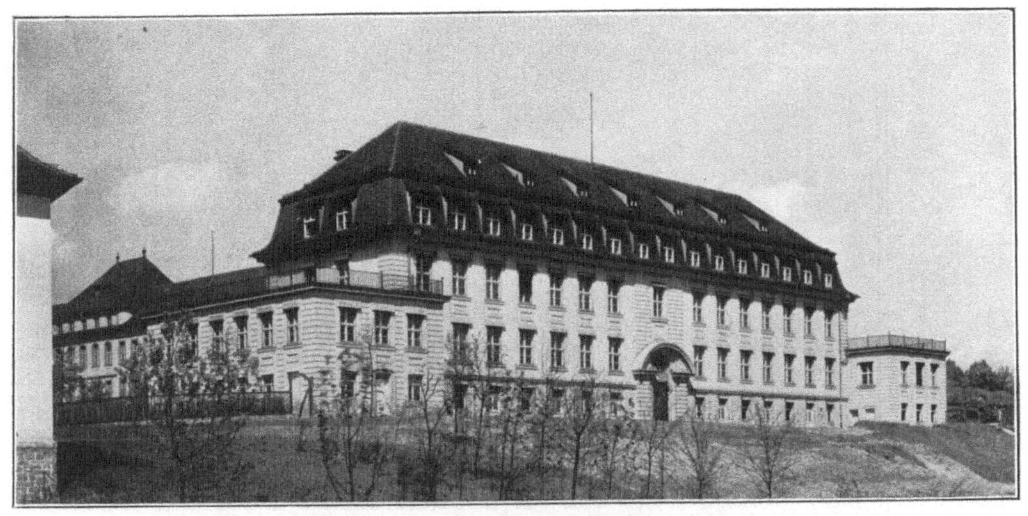

Abb. 10. Infektionshaus.

der Chirurgie, Virchow der pathologischen Anatomie unvergängliche Lorbeeren gesammelt. Aber die Zeit schritt mit ihren technischen und sanitären Forderungen über die einst trefflichen Bauten hinweg, Forderungen, die weder durch An- noch durch Umbau zu erfüllen waren — es drängte hinaus. Die für die neue Zeit notwendigen Anstalten im Verein mit der alten Stiftung zu errichten, war lange der Wunsch der interessierten Kreise, aber er erwies sich als unerfüllbar, die Juliusspitalstiftung schied aus. Von da ab waren Staat und Stadt zu einem Verband zusammengeschlossen, Platz — und andere Fragen waren schwieriger Natur —, aber von Staat und Stadt wurde dann der großzügige Bau begonnen, und 1915 waren bereits: der Hauptblock der medizinischen und chirurgischen Klinik nebst zwei Isolierhäusern, das Pathologische Institut, das Verwaltungsgebäude, die Bauten für Küche und Schwesternhaus, Wäsche- und Leinenhaus, endlich Maschinenhaus mit dem ganzen technischen Betrieb fertig. Der Krieg trat lähmend ein, der Weiterbau stand still, die fertigen Häuser wurden zum Teil militärischen Zwecken nutzbar gemacht. Dann kam Niederbruch, Revolution — und anschließend das Lähmungsstadium der Inflation.

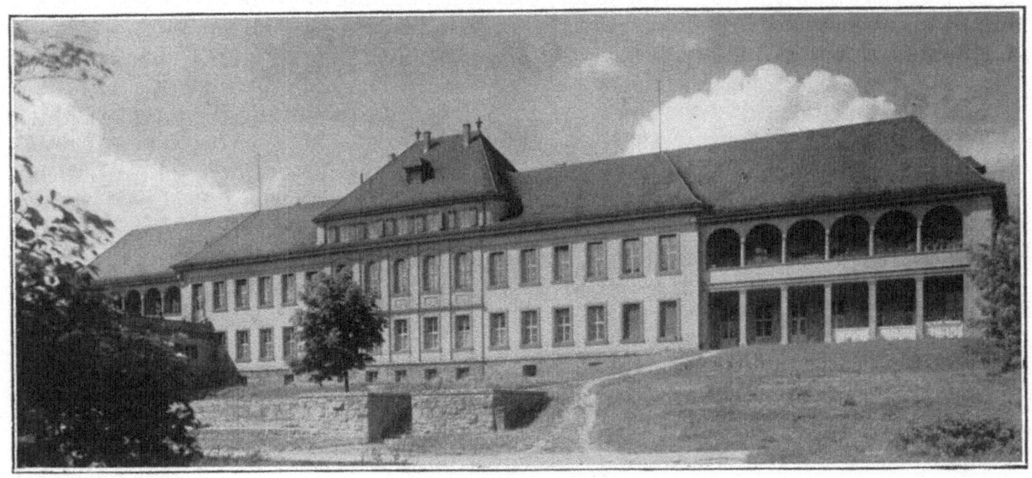

Abb. 11. Gerhardthaus.

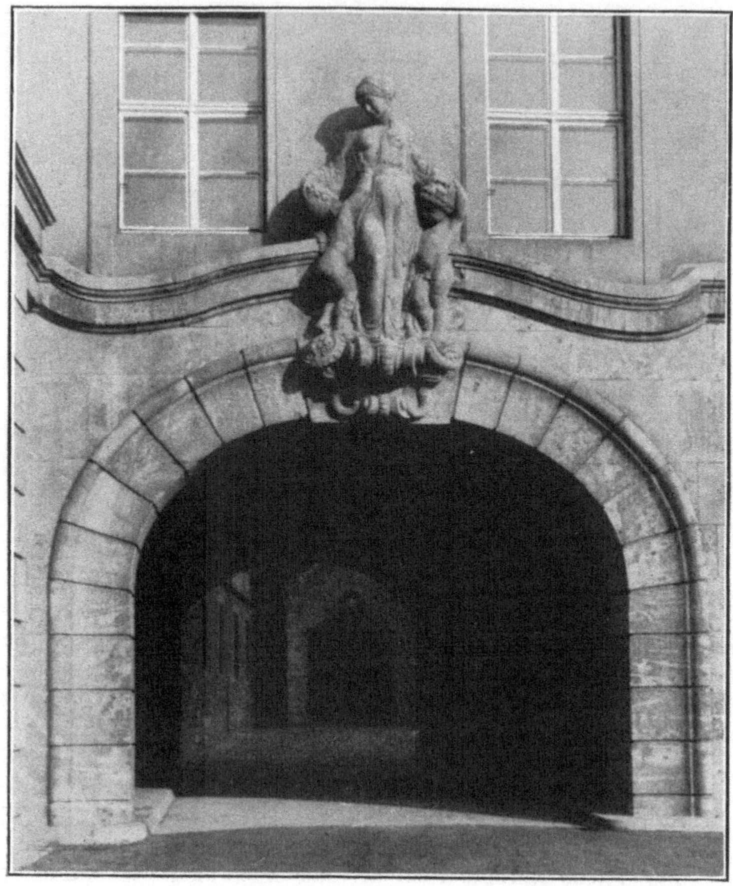

Abb. 12. „Die Mutter". Durchfahrt zur medizinischen Klinik.

In dieser Zeit fiel auch der zweite Teilnehmer ab: die Stadt schied aus, unter vorteilhaften Bedingungen; sozusagen in loser Fühlung bleibend, mit dem Versprechen, kein eigenes Krankenhaus zu errichten. So entstand das „staatliche Luitpoldkrankenhaus". Nur dem Staatsministerium für Unterricht und Kultus, über den gewohnten Weg des Verwaltungsausschusses der Universität, untersteht heute das Krankenhaus und hat damit an Einheitlichkeit und Einfachheit des Geschäftsbetriebes sehr gewonnen.

Die fortschreitende Inflation legte ihre schwere Hand auf die Weiterentwicklung des großen, bis zum Sommer 1921 ungenutzt daliegenden Häuserkomplexes. Geruht wurde indes nicht, der tatkräftige Erbauer der Anstalten, unser Ehrendoktor LOMMEL ließ die noch fehlenden Teile aus der Erde wachsen — und Ostern 1921 wurde einer denkwürdigen Sitzung von Staatsministern, Landtagsabgeordneten und Fachmännern die Frage vorgelegt, ob das große Unternehmen weiter durchgeführt werden solle. Daß dies zum Beschluß erhoben wurde, dafür ist kein Dank groß genug. Von da ab schritt der große Bau der „Sonderkliniken" weiter voran; damals wurden in einer Denkschrift die völlig unhaltbaren Zustände in den alten Anstalten unverhüllt dargelegt: daraufhin eröffneten sich am 1. Juni 1921 die Pforten des chirurgischen Baues, um wenigstens die chirurgischen Tuberkulosen hier unterzubringen, während in den oberen Stockwerken desselben Hauses die Säuglinge und die Ohrenkranken — letztere zum erstenmal in Würzburg überhaupt, und auf lange Zeit hinaus stationäre Unterkunft fanden; im Infektionshaus wurde eine solche vorübergehend auch für Haut- und Geschlechtskranke geschaffen. Aber dieser „Teilbetrieb", der natürlich die Miteinrichtung der Verwaltung, der Küche und des Schwesternhauses unbedingt verlangte, arbeitete doch allzu teuer, und erzwang so gewissermaßen den Nachzug der übrigen Teile. Am 2. November 1921 wurden durch einen feierlichen Akt im Beisein des Staatsministeriums, zahlreicher Behörden und vieler anderer geladenen Gäste die Anstalten eröffnet und medizinische Klinik, chirurgische Klinik und Poliklinik samt Krankenabteilungen sowie das pathologische Institut ihrer Bestimmung übergeben. Im Frühjahr 1923 folgten mit einem zweiten Akt die „Sonderkliniken", d. h. die Kliniken, Polikliniken und Abteilungen für Kinderkrankheiten, Ohren-, Nasen- und Halskrankheiten, Haut- und Geschlechtskrankheiten nach.

Die großen Schwierigkeiten, welche bis zu dieser Zeit sich der Entwicklung der Anstalten auf Schritt und Tritt in den Weg stellten, können nicht weiter erörtert werden. Daß noch viele Hindernisse und Hemmungen zu erwarten seien, war unsere Überzeugung, die sich als richtig herausgestellt hat. Für eine Stadt wie Würzburg bedeutet die Lage des Krankenhauses an der Peripherie eine umso schwerer wiegende Entfernung, als dieser Stadtteil (Grombühl) gewohnheitsmäßig fast nur von den dort Wohnenden aufgesucht wurde, und als der Weg vom Bahnhof zum Krankenhaus nicht durch das Zentrum der Stadt, sondern von ihm abführte. Ohne jede raschere Verbindung — die elektrische Straßenbahn war damals in einen langdauernden Schlaf versunken — schien die Eröffnung vielen ein Wagnis. Wirklich haben wir unter diesem Mangel schwer gelitten, von den mühevollen Versuchen zu seiner Abstellung wollen wir schweigen. Endlich hat, als bereits die letzte Hoffnung schwand, im Herbst 1925 ein edler Gönner durch eine Privatstiftung den Anschluß an die inzwischen wiederbelebte Straßenbahn in letzter Stunde ermöglicht. Herrn Dr. med. Josef Schneider, Augenarzt in Milwaukee, Wisconsin, Amerika, der in treuer

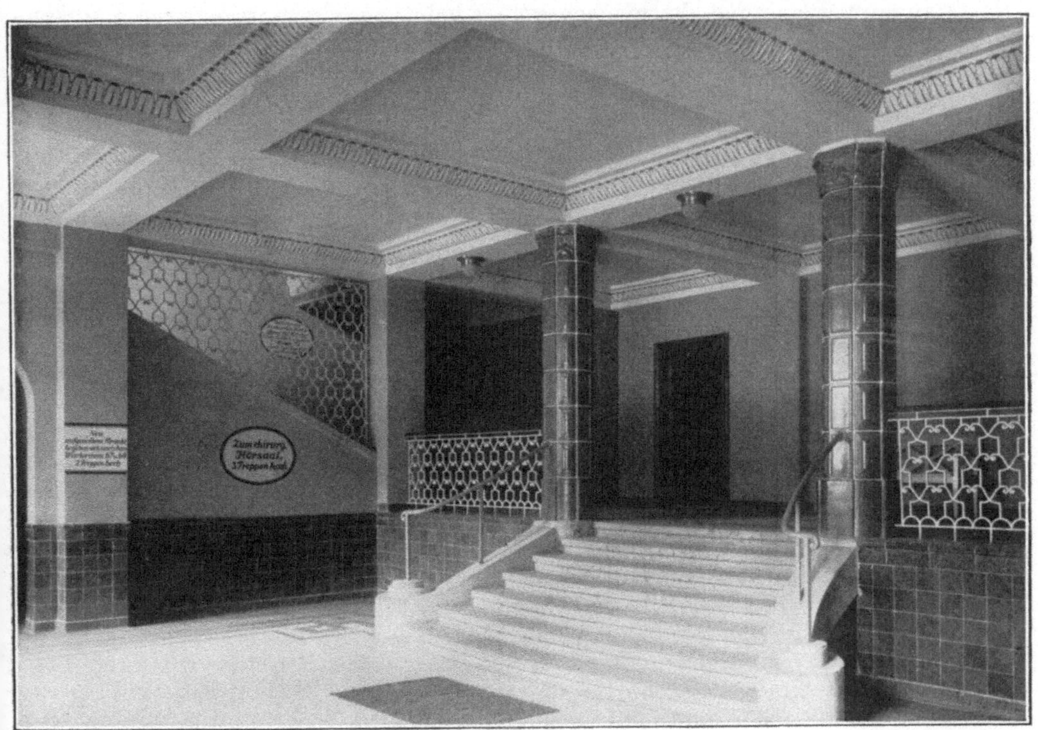

Abb. 13. Treppe in der chirurgischen Klinik.

Erinnerung seiner alten Universität, der Alma Julia, schon manche Schenkung gemacht hat, sind wir für diesen Beweis seines Edelsinnes, für das rasche Erfassen unserer Notlage, zu stetem Dank verpflichtet. Von seiten der Stadt wurde die zum Krankenhaus führende Straße „Josef Schneider-Straße" benannt, der Name des im Jahre 1927 im Alter von über 80 Jahren verstorbenen Gönners ist damit für immer mit den Anstalten verbunden.

Es ist auffallend, daß bisher der Erwerbssinn die Gelegenheiten, welche durch die völlige Neuschaffung von Kranken- bzw. Universitätsinstituten mit so regem Verkehr sich von selbst ergeben müssten, so wenig genutzt hat. Um eine Krankenanstalt mit etwa 600—700 stationär Kranken, mit 4 Polikliniken, in dem zahlreiche Ärzte, Beamte, Angestellte beschäftigt sind, noch mehr Studierende aus- und eingehen, in dem eine ganze Reihe von Familien wohnen, und das fortgesetzt von einer Menge von Besuchern belebt wird, sollte man die Ansiedelung von geschäftlichen Unternehmungen aller Art erwarten. Zum Teil liegt es wohl in den ungünstigen Wirtschaftsverhältnissen, wenn davon bislang nur bescheidene Anfänge zu sehen sind. Es ist zu hoffen, daß sich auch diese Seite mehr hebt, es wäre für die Entwicklung des Krankenhauses von Vorteil.

Wie schwer die Not der Zeit auch auf die Krankenhäuser drückte, das findet in unseren Frequenzziffern beredten Ausdruck. Das Wintersemester 1921/22 fing mit einer für Unterrichtsinstitute geradezu erbärmlichen Belegzahl an: am 1. 11. 1921 hatten die medizinische, chirurgische und Ohrenabteilung (dazu noch ein Teil Hautkranke und Säuglinge) nur 274 Kranke. Die Zahlen stiegen aber zunächst ständig, im Juli 1923 hatte das Krankenhaus 478 Betten belegt. Jetzt kommen wir in die Monate der schwersten Inflation: am 1. 11. 1923 war der Stand auf 287 gesunken und am Weihnachtstage 1923 hatten wir nur 210 Kranke, also viel weniger wie bei der Eröffnung.

Man muß sich einmal klar machen, was es heißt, aus einem so geringen Krankenstand die Kranken für den Unterricht von fünf klinischen Vorlesungen täglich herauszusuchen.

Die Stabilisierung der Mark hat uns aus der Not herausgeführt:
Wir hatten am 1. 11. 1924 eine Belegzahl von 498
          1. 11. 1925 „   „   „ 584 Kranken
den höchsten Stand am 25. 2. 1926 mit 677 Kranken. Seitdem schwankt die Zahl in großen Grenzen um 600. (Am Ende des Jahres 1927 hat sie 700 überschritten.)

Die allgemeine Armut hat sich nicht nur auf Staat, Stadt und Einzelne erstreckt — auch die Krankenkassen kamen in Schwierigkeiten. Nachdem die große Mehrzahl unserer Kranken Kassenkranke sind, hängt der Zugang von dem Wohl der Kassen ab. Der Kassenkranke läßt sich eher ins Krankenhaus aufnehmen, wie es der frühere Selbstzahler getan hätte. Daher kommt zum Teil der Krankenzustrom, an dessen Bestand man doch vielleicht zweifeln muß.

Beeinträchtigend wirken auf unsere Frequenz andere Ursachen. Die zahlreichen Niederlassungen von Fachärzten — obenan Chirurgen — in kleinen Orten entziehen den Kliniken viele Kranke, vor allem auch von den Ortskrankenkassen jener Ortschaften. Und endlich noch ein Umstand. Früher gab es in Würzburg nur ein großes Krankenhaus, das waren die Universitätskliniken im Juliusspital. Heute haben die im Luitpoldkrankenhaus befindlichen Universitätskliniken neben sich ein zweites großes Krankenhaus, das sind die Krankenabteilungen des Juliusspitals, im Zentrum der Stadt, mit erheblichen Verbesserungen, die im Laufe der Jahre vorgenommen wurden, mit ihren alten Beziehungen, ihren Freibetten. Die aus dieser Tatsache für die anfängliche und spätere Entwicklung der Universitätskliniken des Luitpoldkrankenhauses erwachsenen Schwierigkeiten wird man nicht gering anschlagen dürfen.

Endlich hat das Luitpoldkrankenhaus mit der Tatsache zu rechnen, daß mehrere für seinen Betrieb sehr wichtige Krankenanstalten in der Gegend der alten Anstalten zurückgeblieben sind. Die Frauenklinik, die Augenklinik mit ihren Polikliniken, die medizinische Poliklinik sind ziemlich weitab gelegen; gerade mit ihnen muß ein reger Austausch möglich sein — dieser Mangel wird noch weiter unten klar hervortreten. Aber es ist alles getan, um hier zu bessern. Ein großes Gelände in der Nähe des Luitpoldkrankenhauses zu beiden Seiten der Schweinfurter Straße gehört bereits Staat und Universität; hier wird in allernächster Zeit schon der Neubau der Frauenklinik begonnen, und hier werden auch die anderen noch fehlenden Arbeitsstätten des „klinischen Mediziners" ihren Platz finden.

Zum Ausgleich für die mannigfachen Erschwerungen sind vom Staat dem Luitpoldkrankenhaus eine dankenswert große Zahl von Freibetten zugestanden worden, von denen vielfach Gebrauch gemacht wird.

Neben seinen Einrichtungen ist die Gemeinschaft so vieler Fachkliniken der Hauptvorzug des Luitpoldkrankenhauses. Was die einzelnen Sonderfächer durch Vertiefung in das Fach erreicht haben, kommt hier dem Kranken zugute. Um diese Gemeinschaft auch für die Fortbildung unserer Ärzte zu nützen, ist die Einrichtung der „klinisch-wissenschaftlichen Abende im Luitpoldkrankenhaus" geschaffen, deren Ergebnisse regelmäßig in der Münchener medizinischen Wochenschrift veröffentlicht werden. Vorstände und Assistenzärzte der einzelnen Kliniken und des pathologischen Instituts machen hier besonders wertvolle Beobachtungen der Einzelabteilungen, Ergebnisse ihrer Arbeit, dem Ganzen zugänglich. Durch diese Einrichtung hat das Luitpoldkrankenhaus für das medizinische Vereinsleben Würzburgs einen erwünschten Zuwachs gebracht, wie im übrigen der Ärztliche Bezirksverband bereits zahlreiche Sitzungen hier abgehalten hat.

Die ersten fünf Jahre haben gezeigt, daß auch dem Luitpoldkrankenhaus die Quelle des Krankenzuganges, den es zur Ausbildung der heranwachsenden Ärzte notwendig braucht, keineswegs ständig und ohne Mühe fließt. Durch rastlose Arbeit den Ruf der jungen Anstalt zu begründen und zu festigen, muß unsere Aufgabe bleiben; dank der einsichtsvollen Hilfe des Staatsministeriums die Einrichtungen immer auf zeitgemäßer Höhe zu halten, das ist unbedingtes Erfordernis, um erfolgreich dem Unterricht in der Heilkunst, der wissenschaftlichen Weiterforschung, dem Wohl der Kranken zu dienen.

Medizinische Klinik und Krankenabteilung.

Von

Prof. Dr. **P. Morawitz**
Vorstand
von 1. Oktober 1921—31. März 1926

ergänzt von

Prof. Dr. **E. Grafe**
jetzigem Vorstand.

Bei der medizinischen Abteilung, die schon von weitem durch den Kuppelbau des Hörsaales erkenntlich ist, ist die Trennung der beiden Teile Klinik und Krankenabteilung auch dadurch kenntlich gemacht, daß die Klinik in einem besonderen Querbau, der die Verbindung gleichzeitig zur chirurgischen Klinik herstellt und sowohl zu dieser, wie der Krankenabteilung senkrecht liegt, untergebracht ist (Abb. 2 u. 6).

I. Medizinische Krankenabteilung (Abb. 6).

Die Krankenabteilung ist untergebracht in einem Längsgebäude, das in seinem freien Flügel eine stumpfwinkelige Knickung besitzt. Der Zugang geschieht durch eine breite Torfahrt vom Hauptwege des Luitpoldkrankenhauses aus (Abb. 12). Die Hauptkrankenräume sind nach Süden gelegen, damit hier, vor allem durch die Veranden, eine volle Ausnutzung der Sonne möglich ist. Links von der Durchfahrt befinden sich Wohnungsräume von Angestellten, ferner ist dort der Zugang zu dem außerordentlich hübschen und weiträumigen, mit schönen alten Bildern, die das Museum leihweise überließ, geschmückten Assistentenkasino für die Ärzte sämtlicher Anstalten des Luitpoldkrankenhauses. Rechts führt eine Treppe zur Badeabteilung, die aus 12 Haupt- und mehreren Nebenräumen besteht und weitgehende Möglichkeiten für die physikalische Therapie in allen ihren Zweigen bietet. Außer den üblichen Duschen und einfachen Bädern finden sich die Einrichtungen für Moorbäder, Kohlensäurebäder, Schwefelbäder, Fangopackungen, Dampf- und Lichtbäder der verschiedensten Art, ferner ein Laufgraben für Gehübungen von Gelenk- und Nervenkranken. Ein großer Raum sorgt dafür, daß die Kranken, ehe sie auf die Abteilung, bzw. nach Hause gehen, die nötige Zeit zum Ausruhen haben, so daß das Hetzen, das vielfach in derartigen Badebetrieben üblich ist und den Kranken oft nach heißen Bädern Erkältungen einträgt, vermieden wird. Der übrige Teil des Sockelgeschosses, der einen bequemen Extrazugang von außen, sowie eine zweite Verbindungstreppe mit den höheren Stockwerken hat, besteht aus disponiblen Kellerräumen, die wegen der Nähe der Heizkörper und Warmwasseranlagen für ärztliche Zwecke nicht in Betracht kommen. Aus dem Vestibül, in das die Badeabteilung mündet, führt eine breite Treppe zum Hochparterre der medizinischen Krankenabteilung. Im westlichen an die Klinik anstoßenden Teil sind eine Reihe von Räumen für Schreibarbeiten, für den Oberarzt und Untersuchungs- und Wartezimmern für Kranke, die zur ambulanten Untersuchung von den anderen Kliniken des Luitpoldkrankenhauses geschickt sind, untergebracht, während der übrige Teil von Krankenzimmern eingenommen ist, deren Gliederung sich zum großen Teil in den oberen Stockwerken wiederholt. Da es besser ist, die Kranken in zahlreichen kleinen Räumen, wie in einzelnen großen Sälen unterzubringen, ist auf dem ganzen Hochparterre nur ein einziger Saal mit 12 Betten, während alle anderen kleineren Zimmer nur ein — zwei — höchstens vier Betten enthalten. Ein großer Tagraum, sowie zwei breite Lichtschleusen, die das Licht auch in die Gänge reichlich einfallen lassen, können gegebenenfalls auch als Tagraum benutzt werden, so daß nicht bettlägerige Kranke nicht dauernd in ihren Zimmern sich tagsüber aufzuhalten brauchen.

Nach Norden liegen außer Nebenräumen, im wesentlichen nur das Laboratorium und das Untersuchungszimmer, eine Einrichtung, die für alle Stockwerke gilt und eine notwendige Entlastung der Hauptlaboratorien darstellt. Im Hochparterre befindet sich im Seitenflügel weiterhin noch die Privatabteilung mit 6 Zimmern I. Klasse und 3 Zimmern II. Klasse. Die Erster-Klaßzimmer haben eine Front nach Südosten und sind zum großen Teil mit einer Terrasse, die Sitz- und Liegemöglichkeit bietet, versehen. Zwei Zimmer enthalten eine Badeeinrichtung. Da die Privatabteilung sich auf die Dauer als zu klein erwies, sind einzelne kleine Zimmer der allgemeinen Abteilung des gleichen Flurs nach Bedarf mit in die Privatabteilung einbezogen worden. Erstes und zweites Obergeschoß, welche direkt nicht nur durch die Haupttreppe, sondern mit einer dem Ansatzpunkte des Seitenflügels aufwärtsgehenden Nebentreppe untereinander und mit den anderen Stockwerken verbunden sind, besitzen vollkommen die gleiche Anlage: zwei große Krankensäle

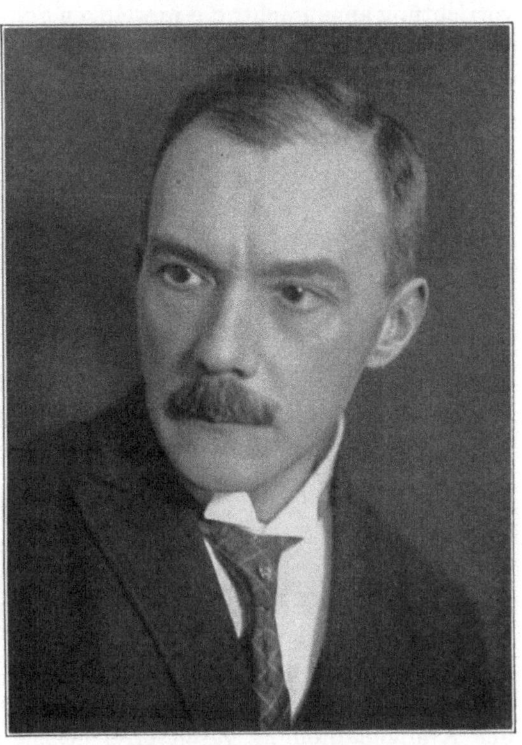

Abb. 14. Prof. Morawitz.

mit 12 bis 14 Betten an den Eckpfeilern des Hauptbaues, sowie ein etwas länglich gestalteter Saal für etwa 11 Betten am Ende des Seitenflügels, dazwischen zahlreiche kleinere Krankenzimmer von 1—2, bis maximal 6 Betten, Tagraum und Lichtschleusen, sowie Nebenräumen im wesentlichen liegen in gleicher Anordnung wie bei dem darunter gelegenen Erdgeschoß. Der Hauptteil der Südostfront des Nebenbaues wird von großen Liegehallen eingenommen, die bis zur Einrichtung des Tuberkulosehauses, im wesentlichen zu Tag- und Nachtaufenthalt der Lungenkranken verwendet wurden. Das Dachgeschoß enthält neben einer aus 1 kleinen und 2 großen Zimmern bestehenden Studentenabteilung im wesentlichen Ärzte- und Personalwohnungen, daneben auch zwei halbgeschlossene Liegehallen.

II. Medizinische Klinik (Abb. 2).

Die medizinische Klinik ist, wie schon oben erwähnt, auch rein äußerlich von der Krankenabteilung in der Anlage getrennt, jedoch so, daß in allen Stockwerken, sowohl nach der chirurgischen Klinik, wie nach der inneren Krankenabteilung, breite Korridorverbindungen bestehen. In der medizinischen Klinik sind vor allem die Räume untergebracht, die dem Unterricht und der wissenschaftlichen Forschung dienen. Im Zentrum steht schon weithin sichtbar der gewaltige **Kuppelbau des Hörsaales**, der durch zwei Stockwerke hindurchgeht und mit seinen etwas steil ansteigenden Bänkereihen, 167 Sitzplätze, sowie reichlich Raum zur Aufstellung weiterer Stühle enthält. Der Hörsaal ist mit einem modernen Projektionsapparat, neuerdings auch mit einem Kinematograph, versehen. Zur Erleichterung und rascheren Bedienung des Projektionsapparates ist eine elektrische Verdunklungsvorrichtung angebracht, die in wenigen Sekunden eine totale Verdunklung des Raumes ermöglicht. Unter der Sitzreihe läuft eine Rundgang entlang, in dem in Schränken Apparate, Glaswaren, Krankengeschichten, sowie Lehrmittelmaterial, Tafeln, Modelle usw. untergebracht sind. Der Zugang geschieht von einem breiten Treppenhaus aus, das einen gesonderten Eingang hat, der nach Durchschreitung der Torfahrt

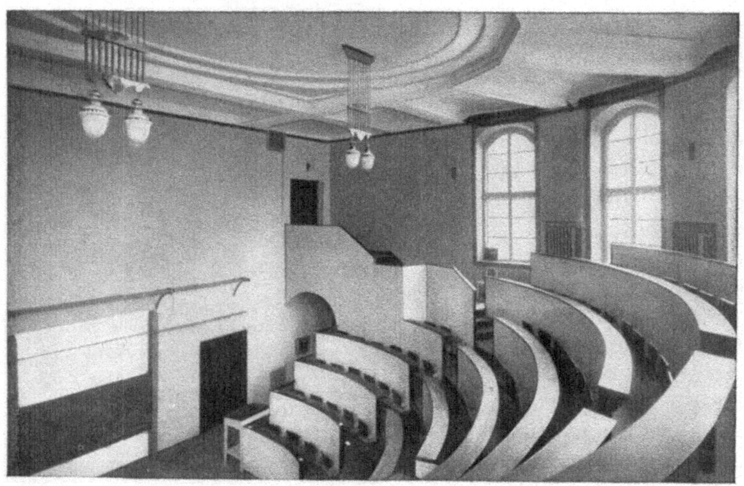

Abb. 15. Hörsaal der medizinischen Klinik.

der Krankenabteilung rasch erreicht ist. Dieses Treppenhaus ist mit besonderer Liebe und in großen Dimensionen angelegt. Die Studenten betreten dabei den Hörsal nicht in der Ebene, in der die Kranken in ihn verbracht werden, sondern von oben, so daß die ganzen Nachteile, die mit der Benutzung des gleichen Eingangs für beide Teile, vor allem aber für die Kranken verknüpft sind, vermieden werden. Im Erdgeschoß befinden sich gegenüber der Treppe die Zugänge zu dem Erdgeschoß des Hörsaalkuppelbaues. Sie sind durch eine Querwand in zwei große Räume getrennt, von denen einer als Reservelaboratorium bereits eingerichtet ist, der zweite als Vorratslagerstätte dient. Dieser letztere ist für die beim Ministerium beantragte Diätküche in Aussicht genommen (jetzt schon in Betrieb), in die gleichzeitig auch die neben dem Eingang gelegene unbenutzte Pförtnerloge einbezogen werden soll. Rechts vom Eingang ist noch ein Zugang zu dem oben erwähnten Assistentenkasino, während die weiter rechts gelegenen Räume, wegen der Nähe der Heiz- und Warmwasseranlagen für Laboratoriumszwecke nicht in Betracht kommen. Dagegen findet sich gegenüber dem Eingang ein als Kleiderablage benutzter Raum, der aber niemals als solcher benutzt worden ist und auch für Laboratoriumszwecke umgewandelt werden soll. In der Basis des Hörsaales verläuft durch alle Stockwerke hindurch ein Aufzug. Im Hochparterre sind unter dem Hörsaal rechts das große bakteriologische Laboratorium für klinische Mikroskopie und Chemie untergebracht, links daneben ein Vorraum zur Aufbewahrung von Chemikalien, angrenzend das Zimmer für Elektrokardiographie, nebst eingebauter Dunkelkammer, sowie der kleine Hörsaal, der ebenso wie der große mit einem Projektionsapparat ausgestattet ist. Im Nordteil des Hochparterres befinden sich weitere bakteriologische Nebenräume und ein ausgezeichnet eingerichtetes Tieroperationszimmer. An diesen Räumen vorbei führt der Weg zum Ausgang in die Durchfahrt, die zur Anfahrt für die chirurgische Klinik dient. Auf der anderen Seite der Durchfahrt sind die Versuchstiere der Klinik untergebracht. An den Hörsaal mit dem Obergeschoß reihen sich links der Vorbereitungsraum für die Vorlesungen und die Dienstzimmer des Vorstands, bestehend aus Wartezimmer, Untersuchungszimmer und Arbeitszimmer und an letzteres anschließend die Bibliothek, mit der der Klinikbau an die Krankenabteilung angrenzt. Auf der rechten Seite des Hörsaals liegt das große chemische Laboratorium mit zwei großen Doppelarbeitstischen und mehreren Kapellen und Abzügen. Daran anschließend noch drei weitere Arbeitszimmer, von denen das letzte den Mikrobestimmungen dient. Nach Osten zu sind noch zwei weitere Laboratorien für histologische Untersuchungen und Entwicklung übelriechender Gase, sowie die Registratur der Klinik untergebracht. Der zweite Oberstock enthält im wesentlichen die Räume der Röntgenabteilung und zwar so, daß Diagnostik und Therapie mit der zugehörigen Dunkelkammer und dem Wartezimmer getrennt sind, und zwar liegen die Räume für die Diagnostik rechter Hand, die therapeutischen Räume, nebst drei Räumen, die zur Höhensonne- und Diathermiebehandlung, für Gasstoffwechselbestimmungen und für endoskopische Untersuchungen eingerichtet sind, im Südteil des Klinikgebäudes. Ein großer nach Osten gelegener Raum enthält den

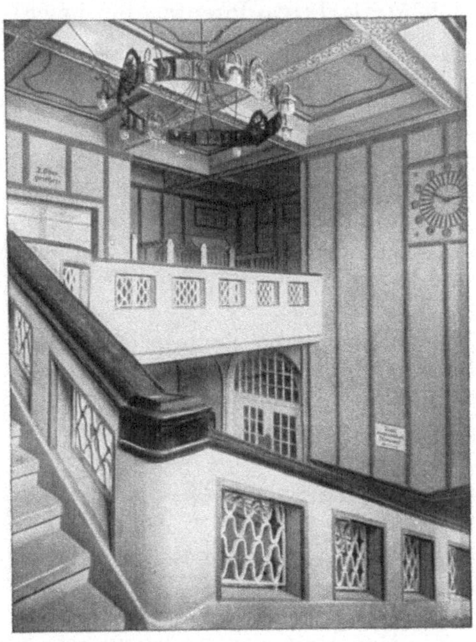

Abb. 16. Treppenhaus der medizinischen Klinik.

großen Universalapparat für wissenschaftliche Stoffwechselversuche, nebst Zubehör. Das Dachgeschoß besteht im wesentlichen aus Zimmern für Ärzte und Angestellte, nebst Zubehör, von wissenschaftlichen Räumen hier lediglich ein großes photographisches Atelier mit Dunkelkammer, ihm gegenüber ein großer disponibler Bodenraum, der im Bedarfsfalle auch noch für Laboratoriumszwecke eingerichtet werden könnte.

1. Das Personal.

Bei Eröffnung der medizinischen Klinik des Luitpoldkrankenhauses am 1. November 1921 übernahm Professor Dr. PAUL MORAWITZ, der als Nachfolger des am 31. Juli 1921 verstorbenen Klinikers Professor Dr. DIETRICH GERHARDT berufen worden war, die Leitung der Anstalt. Ihm zur Seite standen 6 Assistenten, später noch vorübergehend 1 Hilfsassistent und 2 besoldete Volontärassistenten. Leider fielen diese 3 Stellen jedoch am 1. April 1924 dem Beamtenabbau zum Opfer, ja, 1925 wurde sogar eine der 6 Assistentenstellen in eine Hilfsassistentenstelle umgewandelt. Die Verringerung des ärztlichen Personals war um so bedauerlicher, als gleichzeitig die Belegung der Klinik auf mehr als das Doppelte stieg.

Von den Assistenten waren 1921 zwei, Dr. GANTER und Dr. NONNENBRUCH als Privatdozenten tätig. Sie erhielten 1923 Titel und Rang als a. o. Professoren. Professor Dr. NONNENBRUCH folgte zum 1. April 1925 einem Rufe als Direktor des Städtischen Krankenhauses nach Frankfurt a. O., Professor GANTER erhielt am 1. Oktober 1925 als Nachfolger Professor GEIGELS die etatsmäßige außerordentliche

Professur für physikalische Heilmethoden und pathologische Physiologie in Würzburg.

Der Vorstand der Klinik, Professor Dr. PAUL MORAWITZ erhielt im Herbst 1925 Berufungen nach Freiburg i. Br. und Leipzig. Er leistete der Berufung nach Leipzig zum 1. April 1926 Folge. Sein Nachfolger in der Leitung der Klinik wurde Professor Dr. ERICH GRAFE aus Rostock.

Es habilitierten sich die Assistenten Dr. BOGENDÖRFER (1924) und Dr. SCHOEN (1925) als Privatdozenten für innere Medizin.

Von dem Vorstande, den a. o. Professoren und Privatdozenten wurde der Unterricht der Studierenden geleistet. Von Vorlesungen und Kursen, die regelmäßig abgehalten wurden, seien erwähnt: Medizinische Klinik, Kurse der physikalischen Untersuchungsmethoden, Kurse der chemisch-mikroskopischen Diagnostik. Dazu traten noch Spezialvorlesungen: Klinische Propädeutik, physikalische Therapie, pathologische Physiologie, Vorlesungen über Magen-Darmkrankheiten, Nieren- und Herzkrankheiten.

In den Sommern 1923 und 1924 veranstaltete der Vorstand für die Studierenden gut besuchte Ausflüge zur Besichtigung der benachbarten Badeorte (Mergentheim und Kissingen).

Im weiteren Sinne gehören zum Unterricht auch die Fortbildungsvorträge für Ärzte, die von dem Vorstande und seinen älteren Assistenten in der Umgebung Würzburgs (Bamberg, Lauda, Ansbach, Nürnberg) gehalten wurden. In Würzburg fanden regelmäßig zweimal im Jahre Demonstrationsabende für Ärzte in der medizinischen Klinik statt.

Im Dezember 1923 hielt Professor MORAWITZ auf Einladung holländischer Studenten Vorträge an den holländischen Universitäten Utrecht und Groningen.

Herr Privatdozent Dr. SCHOEN war im Winter 1925/26 an das pharmakologische Institut in Utrecht zum Zwecke wissenschaftlicher Fortbildung beurlaubt.

Die Ärzte der medizinischen Klinik waren auf jedem, in diesen Jahren abgehaltenen Kongreß der Deutschen Gesellschaft für innere Medizin mit 1 bis 2 Vorträgen vertreten. Auch an anderen Kongressen (physiologischer und pharmakologischer Kongreß, Tagung der Deutschen Gesellschaft für Kinderheilkunde, Pathologenkongreß, Tagung mittelrheinischer Chirurgen) beteiligten sie sich gelegentlich durch wissenschaftliche Darbietungen.

Die Zahl der an der Klinik beschäftigten Krankenschwestern betrug am 1. November 1921 13. Bis zum 31. März 1925 hatte sich die Zahl auf 22 erhöht.

Außerdem waren an der Klinik 2 Offizianten (1 Hausmeister, 1 Laboratoriumsdiener), 2 Laboratoriumsgehilfinnen, 1 Bademeister und 1 Badeschwester tätig.

2. Der Krankenbestand.

Am 27. Oktober 1921 wurde mit einer Belegzahl von 47 Patienten, die aus dem Juliusspital übernommen wurden, die medizinische Klinik im Luitpoldkrankenhaus eröffnet. Der Krankenbestand stieg 1922 dann bis auf über 130, fiel aber dann wieder auf 74 im Oktober 1922. Dann hielt sich der Krankenbestand auf wechselnder Höhe, bis wiederum durch die stark fortschreitende Inflation und die dadurch begründete Unmöglichkeit der Krankenkassen, für den Krankenhausaufenthalt aufzukommen, im Herbst 1923 der tiefste Stand seit Bestehen der Klinik mit 45 belegten Betten erreicht wurde. Nach der Stabilisierung steigt, wie aus der Kurve und der Tabelle ersichtlich ist, mit kleinen Unterbrechungen der Krankenbestand dauernd. Der höchste im Jahr 1925 erreichte Bestand war am 27. November 1925 mit 196 belegten Betten. Seitdem hält sich die Belegzahl auf der Zahl der verfügbaren Betten.

	1921	1922	1923	1924	1925	1926
Januar	—	114	108	65	146	178
Februar	—	125	108	90	154	—
März	—	113	114	82	140	—
April	—	105	98	97	158	—
Mai	—	111	100	110	163	—
Juni	—	121	101	92	157	—
Juli	—	131	96	101	179	—
August	—	103	72	122	160	—
September . . .	—	83	62	125	172	—
Oktober	—	74	54	133	176	—
November	81	93	52	122	172	—
Dezember	106	103	62	134	190	—

3. Klinischer Unterricht.

Seit der Inbetriebnahme des Luitpoldkrankenhauses wurden auch die klinischen Vorlesungen dorthin verlegt. An Vorlesungen und praktischen Kursen wurden in jedem der seitdem verflossenen Semester gehalten: Medizinische Klinik von Herrn Prof. Dr. MORAWITZ, je ein Kurs der Auskultation und Perkussion für Anfänger und Fortgeschrittene von den Herren Prof. NONNENBRUCH und GANTER, bzw. nach dem Ausscheiden des ersteren aus der Klinik von Privatdozenten Dr. BOGENDÖRFER und ein Kurs der klinisch-chemischen und mikroskopischen Untersuchungsmethoden. An kleineren Vorlesungen, die nicht in jedem Semester regelmäßig zustande kamen, sind aufzuzählen: Krankheiten des Magen-Darmkanals, klinische Propädeutik, Symptomatologie innerer Krankheiten, pathologische Physiologie der Atmung und pathologische Physiologie des Kreislaufes.

In der Besucherzahl der Klinik machte sich in den ersten Semestern noch der Andrang, der nach dem Kriegsende zum Studium der Medizin stattfand, bemerkbar, während in den letzten Semestern die Teilnehmerzahlen zunächst herabgingen. Die Zahl der eingeschriebenen Hörer war folgende:

Im	Wintersemester	1921/22	250 Teilnehmer
„	Sommersemester	1922	208 „
„	Wintersemester	1922/23	184 „
„	Sommersemester	1923	195 „
„	Wintersemester	1923/24	151 „
„	Sommersemester	1924	106 „
„	Wintersemester	1924/25	89 „
„	Sommersemester	1925	67 „
„	Sommersemester	1928	125 „

4. Aus dem klinischen Dienste.

Es ist natürlich, daß in jedem Krankenhause der Neigung seines Vorstandes oder der dortigen Ärzte entsprechend gewisse Zweige der Diagnostik und Behandlung besonders eingehend betrieben und studiert werden. An der Würzburger medizinischen Klinik waren es vornehmlich folgende Gebiete der inneren Medizin, die am Krankenbette im Zusammenhang mit parallel laufenden wissenschaftlichen Arbeiten gepflegt wurden:

1. Zuckerkrankheit. Hervorzuheben sind hier die Untersuchungen von Prof. NONNENBRUCH über die Anwendung besonders präparierter Mehlarten (Anhydrokohlehydrate, Mellitose, Salabrose).

2. Magen- und Darmerkrankungen. Die große Zahl Magenkranker, besonders Kranker mit Magengeschwüren, veranlaßte die Ärzte der Klinik sich

eingehend mit der Diagnostik und Behandlung dieser Zustände zu beschäftigen. Hervorzuheben ist hier die fast allgemeine Durchführung der fraktionierten Untersuchung des Mageninhaltes, die diagnostisch förderlich erschien, ferner die Behandlung der Geschwürskranken nach einheitlichen, zum Teil auch neuen Gesichtspunkten (Sippykur mit Atropinisierung). Bei der Behandlung Darmkranker bediente sich die Klinik oft des verlängerten Duodenalschlauches und macht sich mit Erfolg die mit dieser Methode von den Assistenten Prof. GANTER, Dr. BOGENDÖRFER u. a. erreichten Ergebnisse zunutze.

Die Behandlung der Zucker- und Magenkranken wird in Zukunft durch die Einrichtung der endlich (1926) zugestandenen Diätküche, die für ein großes Krankenhaus zu den dringenden Erfordernissen gehört, noch besser gewährleistet als bisher.

3. Blutkrankheiten. Es wurden bei schweren Blutkrankheiten, besonders der perniziösen Anämie, in den Jahren 1921 bis 1926 etwa 60 große Bluttransfusionen ausgeführt, zum Teil mit gutem Erfolg, und die Ergebnisse dieser Behandlungsart wissenschaftlich verwertet (Professor MORAWITZ, Dr. KÜHL, Dr. GÖRL). Außerdem werden auch die Wirkungen neuer Medikamente, z. B. die sehr großer Eisenmengen, bei Anämien geprüft (Dr. BARKAN).

4. Asthma. Entsprechend der modernen Auffassung des Asthma fanden an der Klinik die desensibilisierenden Behandlungsmethoden mit Impfstoffen verschiedener, besonders bakterieller Herkunft, eingehende Berücksichtigung. Da die Erfolge doch nicht ganz den Erwartungen entsprachen, ging die Klinik seit 1924 allmählich zur Röntgenbestrahlung des Asthma über. (Bisher 40—50 Fälle.) Über die hier erzielten recht beachtenswerten Erfolge hat der Leiter der Röntgenabteilung, Dr. HERZOG, berichtet.

5. Erkrankungen der Blase und der Harnwege. Unter Zuhilfenahme sämtlicher moderner diagnostischer Methoden wurde diesen Krankheiten, die in der Klinik sehr häufig waren, besondere Aufmerksamkeit geschenkt (Professor MORAWITZ, Dr. BOGENDÖRFER). Insbesondere gelang es die Behandlung dieser Zustände dem einzelnen Falle genauer anzupassen (Wechseltage, Schottmüllerspülungen) und gute Heilerfolge zu erreichen.

6. Septische Infektionen. Über ihre Erfahrungen bei septischen Infektionen, die bakteriologisch genau untersucht wurden, berichteten Prof. MORAWITZ und Dr. BOGENDÖRFER. Die im allgemeinen ungünstigen Erfahrungen mit der innerlichen Behandlung zwangen immer mehr zu einem möglichst chirurgischen Vorgehen. In einer frühzeitigen und radikalen Entfernung der Gaumenmandeln scheint nach den Erfahrungen der Klinik ein Weg gegeben, um manche Fälle chronischer Sepsis und auch manche frische Nierenentzündungen günstig zu beeinflussen.

5. Physikalische Therapie.

Neben der auf den Abteilungen in reichlichem Maße angewendeten Verabreichung von Wärme in verschiedener Form und Behandlung mit dem elektrischen Strom stehen noch die Einrichtungen einer gut ausgestatteten Badeabteilung, ferner eine künstliche Höhensonne, ein Diathermieapparat und mit Sauerstoff gespeiste Inhalationsapparate zur Verfügung.

Die Badeabteilung ist im Untergeschoß des Baues der medizinischen Abteilung untergebracht. In verschiedenen hellen, weißgeplättelten Räumen befinden sich das elektrische Lichtbad, Dampfbad, Vierzellenbad, hydroelektrisches Vollbad und Wannen zur Verabreichung von Sol-, Schwefel-, Kohlensäure- und Fichtennadelbädern. In einem gesonderten Raum werden Fangopackungen und Moorbäder verabreicht, außerdem ist ein Sandbad eingerichtet. Ein Laufgraben bietet Patienten mit Gehstörungen gute Gelegenheit zur Bewegung und Übung. Verschiedene Arten von Duschen, wie Regen-, Wechsel- und Strahlendusche vervollständigen die hydro-therapeutische Einrichtung. Ein Bademeister und eine Badeschwester, beide im Massieren ausgebildet sind mit der Verabreichung der Bäder betraut. Einzelne Ankleidekabinen vervollständigen die Einrichtung. Die Badeabteilung erfährt sehr reichlichen Besuch, zumeist von Patienten des Krankenhauses, aber auch viele Kranke aus der Stadt werden von ihren behandelnden Ärzten zur ambulanten Bade-behandlung hierher überwiesen. Die Zahl der in dem letzten Jahre im Monats-durchschnitt verabreichten Bäder usw. überschreitet 1000.

Die elektrische Höhensonne, der Diathermieapparat und der große Inhalations-apparat sind in einen Raum im 2. Obergeschoß neben der röntgentherapeutischen Abteilung untergebracht. Es wird von ihnen ebenfalls eine ausgiebige Anwendung gemacht.

Zwei Liegehallen und zwei Sonnenbaderäume, diese unmittelbar unter dem Dach geben die Möglichkeit zur kurgemäßen Durchführung von Sonnen- und Luft-bädern und zum Aufenthalt in freier Luft zu jeder Jahreszeit.

6. Medizinische Röntgenabteilung.

Die Röntgenabteilung ist getrennt in eine solche für Diagnostik und Therapie.

Die Diagnostikabteilung ist in 3 Räumen untergebracht, dem Untersuchungs-raum, der sehr groß ist, der Dunkelkammer und dem Warteraum. Der Apparat, der ab 1921 zur Untersuchung diente, war ein Ideal-Apparat der Firma Reiniger, Gebbert und Schall, mit Zusatzeinrichtung für Elektronenröhren, System Coolidge und Lilienfeld. Zunächst wurde mit Ionenröhren, später ausschließlich mit Elek-tronenröhren gearbeitet, Lilienfeldröhren wurden nur vorübergehend verwendet. An Hilfsgeräten standen zur Verfügung: ein Durchleuchtungsstativ, ein Untertisch-durchleuchtungsgerät, eine Kompressionsblende, ein Orthodiagraph, ein Wandstativ für Aufnahmen.

1923 wurde dazu die bewegliche Buckyblende für Aufnahmen und die Durch-leuchtungsblende nach Bucky angeschafft. Ferner wurde 1924 ein Umbau des Durchleuchtungsstativs vorgenommen, um dort die Blende nach Berg für Duodenal-aufnahmen anbringen zu können.

1925 wurde der alte Ideal-Apparat ersetzt durch den neuen Hochspannungs-gleichrichter-Apparat „Silepan", der vereinigten Firmen Siemens Halske, Reiniger, Gebbert und Schall, so daß die Diagnostikabteilung jetzt über eine moderne Ein-richtung verfügt.

In der Dunkelkammer wurde zunächst ein elektrisch beweglicher Entwicklungs-tisch verwendet. Da seit etwa 2 Jahren die doppelt begossenen Films in der Mehrzahl der Fälle zur Verwendung kamen, erfolgt die Aufstellung einer sog. Tankbatterie, für Entwicklung, Fixierung, Wässerung der Filme. Dieselbe lieferte die Firma Müller, Hamburg. Zu dem stehenden Beobachtungskasten wurde ein zweiter Beobach-tungskasten in Tischform vom Schreiner des Krankenhauses angefertigt, um nament-lich Pausen von Röntgenplatten oder Films sicher machen zu können.

Zur Herstellung von Diapositiven, ferner von photographischen Vergrößerungen und Verkleinerungen, — auch anderer Abbildungen — wurde 1925 an Stelle des vorhandenen alten Auszugkastens ein Simplexapparat der Firma Traut, München angeschafft; derselbe fand in der Dunkelkammer des photographischen Ateliers Aufstellung.

Außerdem wurden im Diagnostikraum zwei Ankleidekabinen eingebaut.

In der Therapieabteilung waren zunächst 1921 zwei Symmetrieinstrumentarien, von Reiniger, Gebbert und Schall, von denen der eine Zusatzeinrichtung für Glüh-kathodenröhren hatte, im Betrieb; diese bestand aus einer Akkumulatorenbatterie mit vorgeschalteten Widerständen. Als Meßinstrument stand ein Intensimeter nach Fürstenau zur Verfügung. Die Therapieabteilung ist seit 1922 in zwei Räumen untergebracht, dem Bestrahlungsraum, in dem die Apparate standen, und dem durch eine Wand davon getrennten Bedienungsraum.

Für das bei Tiefenbestrahlung ungenügende Intensimeter wurde 1923 ein Martiussches Jontoquantometer, alte Ausführung angeschafft.

An Stelle der Symmetrieapparate erfolgte dann 1924 die Aufstellung eines modernen Tiefentherapieapparates des Kontinuvolt der Firma Reiniger, Gebbert und Schall, und zwar wurde ein besonderer Apparatenraum durch Einbau einer Wand im Bestrahlungszimmer, das sehr groß ist, geschaffen. Es ergab sich gleichzeitig dadurch ein kleiner Ankleideraum. Der Apparat ist für den Betrieb von zwei Bestrahlungsröhren geeignet. Es ist einstweilen nur der Betrieb mit einer Röhre aufgenommen worden.

Ebenso wurde ein neues Stativ für Bestrahlungszwecke in Anwendung genommen.

Ein neues Meßinstrument, das Jontoquantimeter der Firma Reiniger, Gebbert und Schall, erwies sich ebenfalls als notwendig und wurde deshalb 1925 angeschafft.

So verfügt auch die Therapiestellung jetzt über moderne Geräte.

Besonderes Augenmerk wird dauernd dem Röntgenschutz gewidmet. In der Diagnostikabteilung wurde an Stelle der Schutzwand vor dem Bedienungstisch ein kleines Schutzhaus mit Bleiwänden errichtet. Zum Schutz der untersuchenden Ärzte dienen Bleischürzen und neuerdings wurden zwei fahrbare Schutzwände, die der Untersuchung im Stehen und Sitzen angepaßt sind, angefertigt. Die Wand zwischen dem Therapieraum und dem Bedienungsraum war ursprünglich nicht aus strahlensicherem Material. Es wurde deshalb 1924 diese Wand mit 3 mm Blei und einer Holzwand darüber verkleidet. Die Beobachtung des Patienten erfolgt durch Bleiglasfenster. Außerdem steht im Bestrahlungsraum eine große Schutzwand für den, der die Messungen auszuführen hat. Durch Kontrollen mit photographischen Platten wurde die Brauchbarkeit der Schutzvorrichtung soweit es möglich war erwiesen.

Der Röntgenabteilung angeschlossen ist die photographische Abteilung. Diese ist einem in Atelier und einer daneben befindlichen Dunkelkammer untergebracht. Es steht ein photographischer Apparat von Görz, alte Ausführung zur Verfügung.

Die Zahl der Röntgenuntersuchungen betrug im Jahre 1922 2368, sank im Jahre 1923 auf 1434; 1924 stieg die Zahl auf 2618 und 1925 auf 3794, so daß in den letzten Jahren ein beträchtlicher Aufschwung der Zahlen zu verzeichnen ist.

Das Röntgenpersonal besteht aus dem Assistenten, dem die Abteilung untersteht, einer Röntgenassistentin, die nach dem Teiltarif für Staatsangestellte (Gruppe 5) angestellt ist; außerdem sind ein bis zwei Schülerinnen zum Zwecke der Ausbildung tätig. (Abgeschlossen von Prof. Morawitz 1926).

7. Wutschutzstelle.

Durch Ministerialentschließung vom 7. 1. 1925 wurde die medizinische Klinik des Luitpoldkrankenhauses als Wutschutzbehandlungsstelle anerkannt. Der Impfstoff, eine Emulsion von Gehirn und Rückenmark wutkranker Kaninchen in Glyzerin, wird aus dem „Robert-Koch"-Institut in Berlin bezogen und kurz vor der Verwendung mit steriler physiologischer Kochsalzlösung im Verhältnis 1 : 25 verdünnt. Die Behandlung besteht aus einer Serie von 20 Injektionen, wobei steigende und fallende Mengen der Verdünnung subkutan injiziert werden.

Im Jahre 1925 standen im ganzen 74 Personen in Behandlung. In den meisten Fällen konnte die Injektionskur ambulant durchgeführt werden. In 44 Fällen konnte bei den verletzenden Tieren, meistens Hunden, seltener Katzen, durch Sektion oder mikroskopische Untersuchung des Gehirns Tollwut mit Sicherheit festgestellt werden, in den anderen Fällen waren die Tiere nicht bekannt, eine Infektion mit Tollwut jedoch wahrscheinlich; bei einigen Patienten konnte auch die Kur abgebrochen werden, da sich der Tollwutverdacht nicht bestätigte.

Die Injektionen werden von den meisten Patienten ohne irgendwelche Beeinträchtigung des Allgemeinbefindens oder der Arbeitsfähigkeit vertragen und bilden einen ziemlich sicheren Schutz gegen den Ausbruch von Lyssa. Nur in einem Falle stellten sich Symptome von Lyssa ein, wobei jedoch infolge der stattgefundenen Injektionskur die Erkrankung wesentlich abgeschwächt war, so daß der Patient schon nach 3 Wochen wieder hergestellt wurde, während unbehandelte Fälle bekanntlich meistens letal enden.

8. Die Bibliothek der medizinischen Klinik.

Die Bibliothek der medizinischen Klinik ist aus Stiftungen von zahlreichen Büchern und Werken der früheren Direktoren der Klinik, Geh. Rat Leube und Prof. Dr. Gerhard entstanden. Sie wurde durch Neuanschaffungen zu einer umfangreichen Bibliothek erweitert und umfaßt heute etwa 2000 Bände. Seit Umzug der medizinischen Klinik in das Luitpoldkrankenhaus ist sie in einem Zimmer neben dem Amtsraum des Vorstandes übersichtlich untergebracht.

Die Bibliothek besteht in der Hauptsache aus Werken, über Einzel- und Grenzgebiete der inneren Medizin, ferner über Gebiete, wie Physiologie, Anatomie, Chemie, Physik und solchen Gebieten, mit denen die innere Medizin wissenschaftliche Berührungspunkte hat. Außer den Einzelwerken und den bekanntesten Wochenschriften wie Deutsche medizinische Wochenschrift, klinische Wochenschrift, medizinische Klinik, Münchener medizinische Wochenschrift, Wiener klinische Wochenschrift u. a. werden die großen, für die innere Medizin besonders interessanten fortlaufenden Monatsschriften und Jahresberichte gehalten, die im Laufe der Zeit zu ansehnlichen und wertvollen Sammlungen bestimmter Gebiete anwachsen.

Besonders sollen hier erwähnt werden:
Archiv für experimentelle Pathologie und Pharmakologie.
Deutsches Archiv für klinische Medizin.
Kongreßzentralblatt für innere Medizin.
Nothnagels Sammelwerk über spezielle Pathologie und Therapie.
Virchows Archiv.
Zeitschrift für klinische Medizin.
Zeitschrift für die gesamte experimentelle Medizin.
Zeitschrift für Nervenheilkunde.
Zeitschrift für experimentelle Pathologie.
Zentralblatt für innere Medizin.
Abderhalden: Biologische Arbeitsmethoden.

Von besonders wertvollen Übersichtswerken zur Orientierung über die einschlägige Literatur der letzten Jahre sind Rona, Berichte über die gesamte Physiologie und Pharmakologie, und Heffter, Handbuch der experimentellen Pharmakologie hervorzuheben.

Außer diesen deutschen Zeitschriften liegen in der Bibliothek noch folgende ausländische Zeitschriften auf:
The Journal of the American Medical Association.
The American Journal of the Medical Sciences.
The Journal of Biological Chemistry.
Acta Medica Scandinavica.
Mitteilungen aus der Medizinischen Fakultät er Universität Tokyo.
The Tohoku Journal od experimental Medicine.

9. Das Laboratorium der medizinischen Klinik und die wissenschaftliche Tätigkeit.

Etwa 12 Räume der medizinischen Klinik dienen als Laboratorien ausschließlich der wissenschaftlichen Tätigkeit. Den Grundstock des Laboratoriums bilden die Apparate und Instrumente, die aus dem Laboratorium des Juliusspitals übernommen wurden. Einige Apparate, die Privateigentum von Herrn Prof. GERHARDT waren, wurden käuflich erworben. Der größte Teil der Apparate und Instrumente wurde fortlaufend aus dem Kliniketat erworben:

1 Kolorimeter nach BÜRCKER.

2 Van Slyke-Apparate zur volumetrischen Bestimmung des Aminosäure-Stickstoffes.

1 Durchblutungsapparat für Säugetierherzen mit Thermostat, modifiziert nach LANGENDORFF.

1 Froschbrett.

1 Heizgestell für Operationstisch.

1 Dynamo 950 Touren, $\frac{1}{2}$ Ps 110 Volt.

6 Barkroff Manometer mit Atmungsgefäßen.

1 Schüttelthermostat.

1 Thermoregulator.

1 Apparat zur Messung des Blutdruckes nach ZIMMERMANN.

1 Durchblutungsapparat für Warmblüterorgane.

1 Vorrichtung zum Aufschreiben der Herzbewegungen (Schreibhebel).

1 freistehendes Kymographium mit Trommel und Ersatztrommel.

1 großes Schlitteninduktorium.

1 Vorrichtung zum Aufhängen von Froschmuskeln (KOPYLOFFsche Gefäße mit Platinelektroden) und Schreibhebel (1 Paar).

1 Metronom.

1 Seitengalvanometer von Siemens und Halske.

1 Operationsbrett für Versuchstiere.

Aus den der Klinik zur Verfügung gestellten Mitteln der Gesellschaft der Förderer und Freunde der Wissenschaft unserer Universität konnten folgende Apparate angeschafft werden:

1 Respirationsapparat nach KROGH.

1 Sklerometer nach MANGOLD.

1 Kymographion.

1 Einrichtung zur Polarisationsmikroskopie.

1 Atmungsapparat nach WARBURG.

Die Firma Promonta stellte uns einen KNIPPINGschen Respirationsapparat zur Bestimmung des Grundumsatzes zur Verfügung.

Eine größere Geldzuwendung von Herrn Geh. Komm.-Rat GÜLDNER aus Aschaffenburg ermöglichte die Anschaffung einer Ultrawage.

Daneben wurde eine große Anzahl kleinerer Glasapparate und anderer Instrumente erworben, die für die laufenden Arbeiten erforderlich waren.

Die wissenschaftlichen Publikationen umfassen fast sämtliche Gebiete der inneren Medizin.

Etwa 20 Arbeiten befassen sich mit Blutuntersuchungen (MORAWITZ, BOGENDÖRFER, HERZOG, BARKAN, HOFMEIER, KÜHL, v. FREY, HERZFELD).

5 Arbeiten betreffen das Verhalten der Gallenfarbstoffe im Blut und in den Fäzes (NONNENBRUCH, HUECK, KÜHL, BREHME).

In 12 Publikationen wird Wasserhaushalt, Diurese, Nierenerkrankung diagnostisch und therapeutisch behandelt (MORAWITZ, NONNENBRUCH, GANTER, BARKAN, KÜHL, FOUTSIN).

20 Arbeiten enthalten Stoffwechseluntersuchungen (NONNENBRUCH, GOTT-SCHALK, BOGENDÖRFER, SCHOEN, LANGE).

In 22 Arbeiten wird das motorische und bakteriologische Verhalten des Magen-darmtraktus behandelt (GANTER, BOGENDÖRFER, HERZOG, BUCHHOLZ, SCHOEN, LANGE).

Die Bearbeitung der Kreislauforgane erfolgte in etwa 15 Arbeiten (GANTER, HERZOG, SCHOEN, NONNENBRUCH).

Eine Reihe Arbeiten handeln von klinischen Krankheitsfällen, andere sind mehr pharmakologischen Inhaltes (MORAWITZ, GANTER, BOGENDÖRFER, HERZOG, SCHOEN, BARKAN, HUECK, SZYSKA).

Es wurden im ganzen etwa 140 wissenschaftliche Arbeiten in Zeit- und Wochen-schriften publiziert. Dazu kommen etwa 170 Doktorarbeiten, die zum Teil experi-mentellen Inhaltes sind. (Abgeschlossen 1926.)

Chirurgische Klinik, Poliklinik und Abteilung.

Von

Prof. Dr. FRITZ KÖNIG

Vorstand.

Der zwischen medizinischer Klinik und GERHARDT-Haus ost-westlich ziehende, im Dachfirst 165 m lange Gesamtbau wird durch die Verbindungsgänge mit beiden genannten Häusern in zwei ungleiche Hälften geteilt — die östlich gelegene Klinik (Bau 6) mit Poliklinik und nach Westen die Krankenabteilung (Bau 7). Je ein geräumiges schönes Treppenhaus führt in den Klinikbau, bzw. ganz auf der westlichen Ecke, in der Abteilung empor, beiden große Personenaufzüge angegliedert; ein kleineres für den inneren Verkehr bestimmtes Treppenhaus ist eben da angebracht, wo wenigstens im Obergeschoß in jenem Kreuzungspunkt 4 Korridore aufeinander treffen: durch Klapptüren von Klinik wie Abteilung leicht zugänglich und doch ein Raum für sich. So ist in dem großen Gebäude einmal eine sehr übersichtliche Anordnung gelungen, dann aber auch jede Störung durch durchgehenden Verkehr vermieden: von der Westecke betreten den Bau 7 einmal die ambulanten Patienten des hier im Untergeschoß gelegenen großen medikomechanischen Übungssaales und zweitens alles, was auf der Krankenabteilung etwas zu suchen hat; über die östliche Haupttreppe geht der Verkehr in den Klinikbau 6, also die im Untergeschoß eingerichtete orthopädisch mechanische Werkstatt, vor allem die im Erdgeschoß befindliche Poliklinik mit ihren Arbeitsräumen und mit den Hörsälen hier und im 1. Obergeschoß, wo die Tätigkeit der Klinik sich abspielt, und endlich im 2. Obergeschoß noch die Strahlenabteilung. Hier passieren also Kranke, die über Tag oder Nacht zur Poliklinik oder Aufnahme oder zur Röntgenabteilung kommen, außerdem studentische und ärztliche Zuhörer. Die kleinere mittlere Treppe aber ist rein für den Innendienst, für Ärzte und Personal, für gehfähige Kranke der Abteilung, die zur Röntgenaufnahme oder Bestrahlung wollen. Man darf sagen, daß diese, streng durchgeführte und leicht innezuhaltende Anordnung für die Ruhe und Ordnung im Hause sehr wesentlich ist.

Chirurgische Klinik und Poliklinik (Bau 6).

Das durch eine geräumige und hübsche Vorhalle (Abb. 13) betretene Untergeschoß führt in 2 der Sterilisation von Operationskleidung-, Tücher und Verbandstoffen dienende Räume, welche mit der darüber gelegenen Poliklinik und klinischen Operationssälen durch Aufzug verbunden sind. Links am Aufgang zur höher führenden Treppe sieht man die orthopädisch-mechanische Werkstatt, mit allem Zubehör ausgestattete Räume, in denen ein angestellter Werkmeister mit Gehilfen die im Hause erforderlichen Arbeiten, Bandagen, Prothesen usw. herstellt.

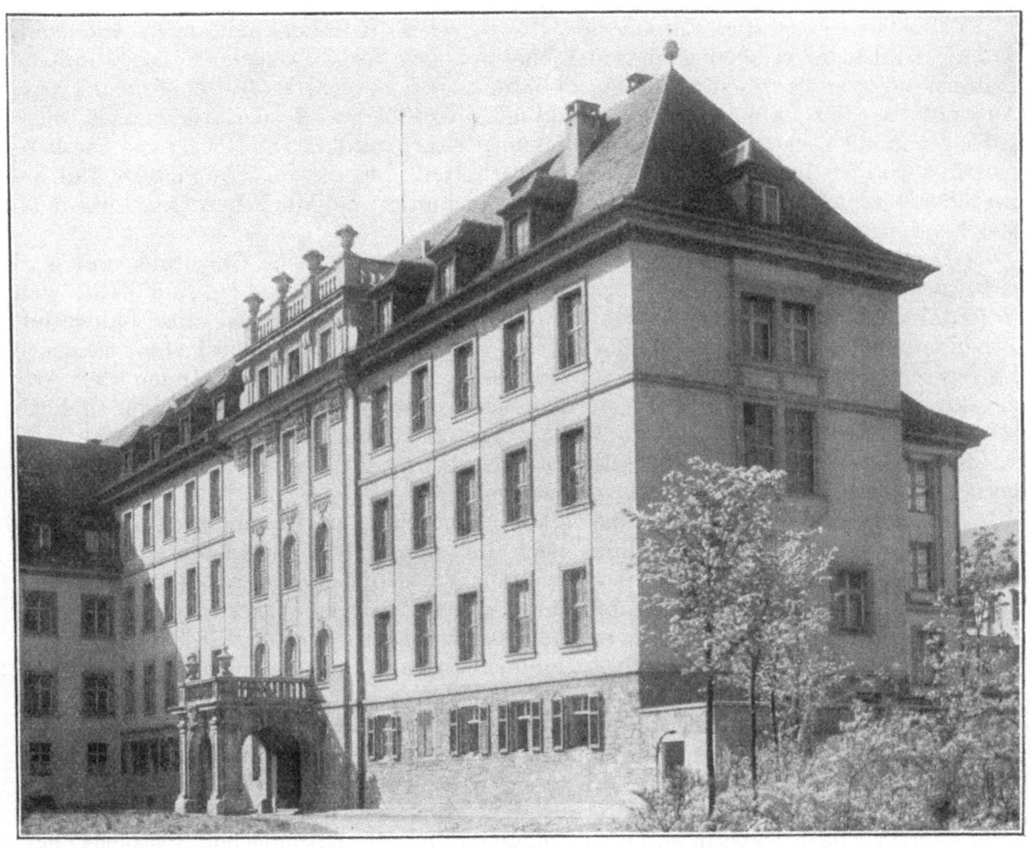

Abb. 17. Chirurgische Klinik.

Das Erdgeschoß dieses Flügels enthält die chirurgische Poliklinik. Der Hauptarbeit dienen, an das Aufnahmezimmer angeschlossen je ein geräumiger Saal für die Abfertigung der Männer bzw. Frauen und Kinder, groß genug, um durch Aufstellen von Wandschirmen noch Einzeluntersuchungen gesondert vornehmen zu können, mit allen Vorrichtungen für Operationen versehen. Außerdem steht ein besonderes, zu verdunkelndes Zimmer für alle Arten von Spiegeluntersuchungen zur Verfügung, ein Raum, in dem Heißluftapparate gehandhabt werden, zwei Warteräume für Männer und Frauen, das Aufenthaltszimmer für den Oberarzt der Klinik und der Hörsaal für theoretische Vorlesungen. Zwei größere Räume liegen noch gegen Norden bzw. Nordosten: der eine wird zum Anlegen umständlicher Gipsverbände benutzt, in ihm steht der Extensionstisch nach FRITZ LANGE, im anderen Saal, auf den wir zurückkommen, werden die septischen Operationen ausgeführt.

Diese Einrichtungen der Poliklinik haben sich bislang als praktisch und genügend erwiesen. Ob das überhaupt gelten wird, muß die Zukunft zeigen, denn der Besuch der chirurgischen Poliklinik hat, wie zu befürchten war, durch den — ohne das Vorhandensein eines guten Verkehrsmittels — vollzogenen Umzug aus dem Zentrum der Stadt am meisten gelitten. Der Zugang an Kranken hatte betragen

vor dem Umzug, 1921: 6749 Patienten,
nach dem Umzug, 1922: 3206 Patienten.

Ganz allmählich beginnt sich die Zahl zu heben, sie betrug für

1925: 4238 Patienten,
1926: 4303 Patienten.

Man wird aus den Zahlen der chirurgischen Krankenabteilungen erkennen, daß die Politik der Frequenzsteigerung jener in keiner Weise entspricht. Die räumliche Entfernung von der medizinischen Poliklinik, der Sprechstunde der Frauenklinik, Augenklinik, der zahnärztlichen Poliklinik, dem Bahnhof, der Innenstadt ohne jedes geeignete Verkehrsmittel ist an diesem Absturz schuld. Die elektrische Straßenbahn ist endlich im Betrieb, und es ist zu hoffen, daß die im allgemeinen Teil besprochene weitere Entwicklung der obengenannten poliklinischen Institute ausgleichend wirken wird.

Die Poliklinik dient als Grundlage für die propädeutische Chirurgie, und wird naturgemäß vom Oberarzt, welcher dieses Kolleg hält, versehen, mit Hilfe von Volontärärzten bzw. Medizinalpraktikanten, dem Hausmeister und einer Schwester. Besondere Fälle werden dem Klinikvorstand vorgeführt. Die Poliklinik steht natürlich im regsten Verkehr mit Ärzten, Krankenkassen, Behörden und Verbänden aller Art; es darf als erfreulich angesehen werden, daß dieser Verkehr auch in den vielfach schweren Zeiten von 1921 ab zu keinen ernsten Reibungen geführt hat. Es muß wiederholt werden, daß der Klinikvorstand, auch auf Wunsch einweisender Ärzte, gern bereit ist, Kranke selbst zu untersuchen.

Dem nach Westen gegen die Krankenabteilung zu führenden Korridor des Erdgeschosses sind rechts und links noch Laboratorien angegliedert, ein großes nach Süden, mit Einrichtungen zu gewöhnlichen chemischen und bakteriologischen sowie mit Plätzen für mikroskopische Untersuchungen ausgestattet, ein etwas kleineres, immerhin vierfenstriges mit den Ausrüstungen ebenfalls für mikroskopische Arbeiten; das letztere in direktem Zusammenhang mit einem schönen Operationssaal mit hohem Seitenlicht für tierexperimentelles Arbeiten, an den sich wieder der Unterbringungsraum für die im Versuch stehenden Tiere anschließt.

Es ist hier der Ort, ein paar Worte über die Aufgaben der wissenschaftlichen Laboratorien einer chirurgischen Klinik zu sagen. Ein Teil beschäftigt sich im wesentlichen, mögen die Objekte nun dem Menschen sonstwie oder bei Operation, oder dem Tier nach Experimenten entnommen sein, mit anatomischen, histologischen, physiologischen oder geradezu chemischen Arbeitsweisen: diesem Teil der Arbeit dienen im ganzen die eben genannten Laboratorien, deren Oberleitung einem Assistenten (Professor Dr. Stahnke) anvertraut ist. Es war möglich, die Hilfsmittel durch eine Reihe wertvoller Anschaffungen zu verbessern: zum Schneiden der Präparate ein Grundschlittenmikrotom (Leitz, Wetzlar), ein Gefriermikrotom (Jung, Heidelberg), ein Ultramikroskop, zwei Mikroskope von Zeiß (Jena), davon ein großes mit achromatischen Objektiven und Okularen und mit Polarisationsvorrichtung zur Mikrophotographie mit allem Zubehör, ein neues Objektiv für diese, ein Ernonoxapparat (s. u.), ein Spezialsäulenstativ, Pepsinometer nach Boas, Komparator nach Michaelis, Kolorimeter nach Autenrieth.

Histologische Untersuchungen wurden in großer Zahl ausgeführt, sowohl für Zwecke der Krankenabteilung (Patienten der Abteilung) wie für laufende wissenschaftliche Arbeiten.

Auch die Ausführung tierexperimenteller Arbeiten wurde, nach Besserung der wirtschaftlichen Verhältnisse, in wachsendem Maße aufgenommen: neubeschafft wurde ein vollständiges Instrumentarium, Schränke, Verbandtrommeln usw. Die Eingriffe geschahen bei Affen, Hunden, Schafen, Katzen, Kaninchen, Meerschweinchen, Mäusen, Ratten.

Die Bedeutung des Tierexperiments bedarf für den wissenschaftlichen Arzt keiner Erklärung. Für den Laien aber sei bemerkt, daß ein großer Teil unserer modernen Krankenbehandlung erst möglich, ja zuverlässig geworden ist, nach der gewissenhaften Prüfung im Tierversuch, und ebenso, daß die Erkenntnis zahlreicher Krankheitszustände erst durch diesen möglich ist. Was gegen den Tierversuch eingewendet wird, fällt auch damit fort, daß wir bei Tieren wie beim Menschen die Methoden der allgemeinen und örtlichen Betäubung anwenden, die übrigens zum Teil ebenfalls erst durch den Tierversuch ihre Ausgestaltung gewonnen haben.

Den bisher geschilderten Arbeitsmethoden in den Laboratorien der chirurgischen Klinik gesellt sich neuerdings eine weitere, die in der medizinischen Klinik schon länger Eingang gefunden hat: die physikalisch-chemische Forschung. Nachdem bereits 1924 im Auftrag des Vorstandes mit ministerieller Genehmigung ein chemisch gut vorgebildeter Assistent der Klinik (Dr. HÄBLER) auf 9 Monate an das physikalisch-chemische Laboratorium von Prof. SCHADE (Kiel) beurlaubt war, ist es uns teils, unterstützt von Privaten (wovon besonders Dr. SALZMANN, Bad-Kissingen, ferner Graf ERWEIN ZU SCHÖNBORN-Wiesentheid, Herrn Geh. Komm.-Rat H. WILT-HAGEN wärmster Dank gebührt), teils von der Deutschen Notgemeinschaft und der Gesellschaft zur Förderung der Wissenschaften an der Universität Würzburg, unter wohlwollender Fürsorge des Ministeriums, gelungen, ein physikalisch-chemisches Laboratorium mit den nötigen Apparaten zu versehen, das unter Leitung des inzwischen als Privatdozent habilitierten Dr. HÄBLER steht und mehrere geeignete Arbeitskräfte zur Verfügung hat. Allen diesen Förderern danken wir aufrichtig. Auch diese Untersuchungsmethoden sind bereits dem Dienst am Krankenbett direkt praktisch nutzbar gemacht. Über die wissenschaftlichen Leistungen des Laboratoriums ist Näheres in der Übersicht über die Arbeiten aus der Klinik zu ersehen.

Ein dritter wissenschaftlicher Arbeitsweg für die chirurgische Klinik liegt in dem Röntgenwesen. Wir werden darauf zurückkommen. —

Im 1. Obergeschoß der Klinik beherrschen die Operationssäle einschließlich des klinischen Hörsals das Feld. Rechts neben dem Personenaufzug noch zwei Wartezimmer, und ein zweites Verdunkelungszimmer, das besonders urologischen Zwecken dient.

Wir haben seit Jahren — auch öffentlich angekündigt — eine spezialurologische Sprechstunde abgehalten (derzeitiger Leiter Prof. SEIFERT, zum Teil gemeinsam mit medizinischer Klinik), die jedoch seitens der Ärzte und Krankenkassen nicht ganz die ihr zukommende Beachtung gefunden hat. Das Instrumentarium ist durch Neuanschaffung bestens vervollkommnet.

Aber auch in den übrigen Spiegeluntersuchungen sind zum Teil sehr schöne Erfolge erzielt, Ösophagoskopie und die Spiegelung der Luftröhre geübt und wiederholt sehr schöne Fremdkörperextraktionen gelungen (Prof. SEIFERT).

Wir kommen zu den Operationssälen. Ein Trakt von 3 Räumen im östlichen Flügel dient den aseptischen Operationen: ein Vorraum, ein Waschraum für Operateur und Assistenten, zuletzt der Operationssaal, Grundfläche 58,75 qm, (6,70 : 7 m), nach Norden ein Seiten- und Oberlichtausbau, nach Osten ein großes Seitenfenster. Der Zugang erfolgt nur durch die Vorräume, der viel benutzte Saal dient nur wirklich hochaseptischen Eingriffen und hat keine Zuhörerplätze.

An der Nordseite herausgebaut ist der, durch zwei Vorräume (s. Abb. 18) zugängliche allgemeine Operations- und klinische Hörsaal (168 qm); für die Zuhörer vom 2. Obergeschoß aus betretbar, mithin von beträchtlicher Höhe, mit einem teilweisen Oberlicht und 2 hohen Seitenlichtern versehen. Amphitheatralisch umgeben 150 Sitzplätze, der Tafel gegenüber, den Vorstellungs- und Operationsplatz; oberhalb der obersten Klappsitzreihe läuft noch ein ziemlich breiter Gang vor den Fenstern, auf dem noch etwa 50 Zuhörer Platz haben. Unter dem Sitzraum ist der durch Hinabziehen der Tafel erscheinenden weißen Wand gegenüber der Projektionsapparat (Zeiß) untergebracht. Durch elektrischen Antrieb wird in wenigen Sekunden der große Saal verdunkelt. Von dem hervorragenden Lehrmittel der Projektion wird in der klinischen Vorlesung alltäglich Gebrauch gemacht; auch die Röntgenbilder eines vorzustellenden Kranken werden nach Möglichkeit sofort in Diapositiven angefertigt, um so gleichzeitig allen Zuhörern die Dinge, auf die es ankommt, erklären zu können.

Die Wände der Operationssäle — auch des aseptischen — sind ebenso wie die Rückenwand der Sitzplätze weiß gekachelt, die Klappsitze und die schmalen Tischplatten im Hörsaal in schwarzem Holzanstrich. Der Anblick ist ein sehr hübscher; im übrigen teilt der Vorstand schon lange mit HELLER die Ansicht, daß eine farbige (blaugrau) Wandbekleidung weniger blendet und für die Beleuchtung in der Tiefe günstiger ist. Wir hatten auf die Wahl der Farbe keinen Einfluß mehr.

Wichtig ist die künstliche Beleuchtung.

Im Raum ist durch 7 Deckenlampen von gewaltiger Stärke (1000 Kerzen) der sehr große Operationssaal auf Tageshelle gebracht, zudem war eine Scheinwerferbeleuchtung mit 8 Spiegelungen aufgestellt, um das Licht zu konzentrieren. Die Beleuchtung hat uns für das Sehen in der Wunde nicht befriedigt. Wir haben vor kurzem die ganze Spiegelbeleuchtung entfernt, und dafür die Kugelspiegellampen von Zeiß (Jena) anbringen lassen. 1 mittlere ist von 8 Lampen im Umkreis umgeben, die

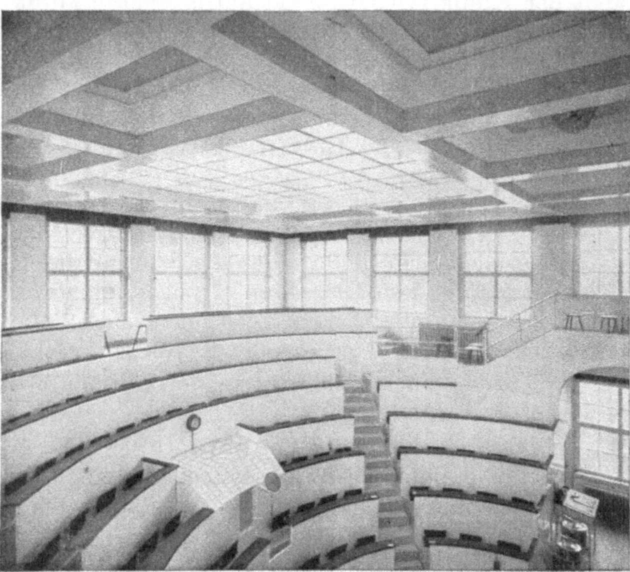

Abb. 18.   Großer chirurgischer Hör- und Operationssaal.

Lampen sind wegen der großen Höhe an Stangen von der Decke herab montiert. Die geringe Oberfläche der Lampen läßt die Gefahr des Staubfängers klein erscheinen. Die Erhitzung ist sehr mäßig, die Leuchtkraft gut. Gleichwohl machen wir vielfach von einer elektrischen Standlampe, dem Zeißschen Reflektor, Gebrauch.

Im übrigen verbessern wir das Sehen in der Wundtiefe, indem statt der üblichen weißen Abdecktücher solche von dunkelgrüner Farbe aufgelegt werden.

Von den erwähnten zwei Vorräumen dient der eine ebenfalls dem Operieren und wird sehr vielfach benutzt. Er ist kleiner als beide angeführten; im übrigen empfinden wir auch die Größe des aseptischen Saales, in dem sehr häufig an zwei Tischen operiert wird, nicht lästig.

Im großen Operationssaal und diesem kleineren werden alle klinischen Operationen ausgeführt, welche weder rein aseptisch noch infektiös eitrig sind.

Den septischen Operationsraum, für infektiös eitrige Fälle, haben wir fern von hier in das untere, das Erdgeschoß verlegt (neben der Poliklinik). Wir glauben, daß diese Trennung außerordentlich heilsam ist, und halten die Unterbringung des septischen und der anderen Operationsräume auf einem Korridor, wenn es sich irgend vermeiden läßt, für mangelhaft; ob diese Stellung, sich auf die Dauer praktisch halten läßt, muß die Erfahrung zeigen.

Das Instrumentieren bei Operationen wird seit 1919 von Operationsschwestern ausgeführt: zwei Operationsgehilfen sind im Operationsdienst tätig.

Die praktischen Erfolge der Asepsis haben wir oft, an tabellarisch aufgestellten Prüfungen, mit genauer Anführung der bei der Operation tätig gewesenen Personen kontrolliert. Die Durchschnittserfolge sind gut zu nennen, sie entsprachen etwa den von KIRSCHNER ermittelten Feststellungen. In dem Vergleich der bei den in Frage kommenden Operationen tätig gewesenen Kombinationen von Personen hat man oft ein Mittel, um bei gelegentlicher Häufung von Infektionen den Übeltäter zu erkennen. Zu Veröffentlichungen eignet sich dies Mittel, das auch — wie jede Statistik — seine Mängel hat, nicht: es spornt aber an. Die Hauptsache ist, daß bei einer vorgekommenen Infektion jeder Beteiligte die Schuld bei sich sucht, und darin den Antrieb für doppelte Aufmerksamkeit trägt.

Wir verwenden für die Hände 5 Minuten Wasser-Seife Reinigung, 5 Minuten Alkohol, beides mit Bürsten. Für das Operationsfeld 2 mal Anstrich mit 3% Thymolspiritus.

Die Zahl der im Jahre 1925 ausgeführten Operationen betrug 2150.

Auf das große Gebiet fruchtbarer operativer Tätigkeit näher einzugehen, ist natürlich unmöglich. Ein paar Bemerkungen mögen indessen erlaubt sein.

Die Betäubungsart ist Gegenstand unablässiger Aufmerksamkeit gewesen. Die immer sorgfältiger durchgeführte Inhalationsnarkose (im wesentlichen Äther, nur zur Vertiefung gelegentlich mit Chloroform und auch bei Kindern unter 5 Jahren) hat uns eigentlich den Wunsch nach einem neuen Mittel nicht nahe gelegt; üble Ausgänge der Narkose haben wir nicht beobachtet. Das Narzylen haben wir zur Zeit wieder verlassen. Die örtliche Betäubung aber haben wir in jeder Weise begünstigt, wir verweisen besonders auf die Ausführung von Operationen an den Beinen unter Querschnittsanästhesie, die bei uns immer weiter verfolgt wurde, und noch immer nicht hinreichend anerkannt ist. Etwa 40% unserer Operationen werden in örtlicher Betäubung ausgeführt. Die Zurückhaltung gegenüber der paravertebralen und der Lumbalanästhesie haben wir immer wieder als berechtigt anerkennen müssen. Magenoperationen werden vielfach mit Bauchdeckenanästhesie unter zeitweisem Hinzufügen von Ätherinhalation gemacht.

An den so aktuellen Operationen am sympathischen Nervensystem (Sympathektomie) haben wir uns nur in sehr begrenztem Maße beteiligt. An den Extremitätenarterien hatten wir vorübergehend Wirkungen bei trophischen Zuständen. Wir glauben, daß die große Geschäftigkeit, mit welcher die moderne Chirurgie diese Operationen umgeben hat, in keinem Verhältnis zum bleibenden Nutzen steht.

Am Knochensystem haben in nicht geringer Zahl alte, schlecht oder nicht geheilte, und in bekannten Grenzen auch frische Knochenbrüche Operationen veranlaßt. Wir betrachten die Behandlung der Knochenbrüche als eine außerordentlich wichtige Aufgabe der Anstalt und haben uns mit dem Ausbau der bisher gehörigen Operationen mit Erfolg beschäftigt. Mit besonderem Interesse wurden Gelenkoperationen behandelt. Durch die verbesserte Röntgendiagnostik sind wir instand gesetzt, frühzeitige Indikation zu stellen und so wurden eine recht große Anzahl von Gelenkeröffnungen wegen Osteochondritis dissecans und Binnenverletzungen ausgeführt, die nachuntersucht sehr gute Erfolge aufwiesen. Auch die Gelenkoperationen wegen Tuberkulose haben wir in den seinerzeit bekanntgegebenen Grenzen beibehalten.

Erkrankungen der Speise- bzw. Verdauungswege gaben zu sehr zahlreichen Operationen Veranlassung. Die Operation des Speiseröhrendivertikels haben wir 5 mal ausgeführt, Kardiospasmus 3 mal, besonders der Magen bewog zu zahlreichen Operationen. Unsere Anschauungen über Operation bei Magengeschwür sind in mehrerern Veröffentlichungen niedergelegt: die radikale Entfernung ergab uns die besten Resultate, die Gastroenterostomie haben wir auf Grund von Operationen wegen nachfolgendem peptischen Geschwür in die Stellung der Notoperation gedrängt. Eingriffe an Patienten, die schon vorher oft zwei und mehr Operationen durchgemacht hatten, stellen uns oft vor schwierige Aufgaben. Bevor man sich zur Operation bei Magenbeschwerden entschließt, muß auf Grund wiederholter exaktester Untersuchung röntgenologisch und klinisch (okkultes Blut) — die Aufnahme eines geschwürigen Prozesses höchst wahrscheinlich gemacht sein. Die Kranken drängen heute oft zur Operation — um so kritischer muß der Chirurg sein.

Als eine Spezialität darf bei uns die Operation wegen Kropf angesehen werden. Sie ist, bei sorgfältiger Ausführung, und richtiger Indikation sehr dankbar. An Rezidiven eigener Operationen sahen wir etwa 1%. Sehr häufig hatten wir Nachoperationen wegen „falschen Rezidivs", bald diffusem Kropf, von anderer Seite ausgeführter Hemistrumektomie. Diese unlogische Operation ist hoffentlich endgültig aufgegeben. Intrathorakale Struma ist häufig, im Erfolg besonders erfreulich, doch hatten wir einen Todesfall. Auch kamen 2 Erwachsene postoperativ zum Exitus mit persistenter Thymus und Status thymo-lymphaticus.

Die Eingriffe werden — auch bei Kindern — in örtlicher Betäubung ausgeführt. Nur bei Basedow haben wir uns der Narkose wieder zugewandt. Gerade bei schweren Basedowfällen hat uns die Operation zum Teil geradezu verblüffende Erfolge gebracht. Indessen sind uns auch schwere Erfahrungen nicht erspart geblieben. Auf die Notwendigkeit frühzeitigen Operierens muß hingewiesen werden.

Gallenwege gaben zahlreich Veranlassung zu Radikaloperation, darunter schwierige Wiederholungseingriffe nach früheren Operationen, seltener schon Pankreas und Leber; darunter mehrfach Echinokokken, auch subphrenisch. Mehrfach wurden glückliche Exstirpationen krankhafter Milzen ausgeführt. Die Nebennierenexstirpation wegen Epilepsie wurde nicht vorgenommen.

Nieren- und Prostataoperationen haben zu literarischen Veröffentlichungen Anlaß gegeben.

Die Chirurgie der Brustwand und Brusthöhle hat uns vielfach beschäftigt, seltene Befunde (eitrige Rippenknorpelentzündung, Brustwandgeschwülst, auch Aktinomykose) kamen vor, zum Teil sind daran wissenschaftliche Veröffentlichungen angeknüpft. Lungeneiterungen wurden eröffnet, Bronchiektasien in Angriff genommen, größere Eingriffe wegen Lungentuberkulose haben wir dagegen nicht vornehmen können, da geeignete Fälle uns nicht zugewiesen wurden.

Die Operationen wegen bösartiger Geschwülste, Karzinom und Sarkom werden mit besonderer Sorgfalt ausgeführt und ihre Ergebnisse dauernd kontrolliert. Auch darüber sind Mitteilungen in Zeitschriften von uns gemacht. Wir sind der Meinung, daß die frühe Erkennung hier noch sehr im argen liegt, daß sowohl die Ärzte hier noch viel lernen müssen, aber auch das Publikum aufgeklärt werden muß. Die Operationen können gar nicht peinlich genug ausgeführt werden. Daß dann wirklich Heilungen, auch über lange Jahre hinaus, ja lebenslänglich, erzielt werden, habe ich immer wieder in ärztlichen Vereinigungen und Fortbildungskursen zu zeigen versucht; diese Tatsache kann nicht nachdrücklich genug auch in Laienkreise getragen werden.

Vieles, Gehirn-, Rückenmark-Nerven, Knochen, große Darmoperationen, Geschwülste mannigfaltigster Art, Plastiken u. a. kann hier gar nicht gestreift werden. Bei der Übersicht über die Jahre erweist sich das Beobachtungsmaterial als sehr vielseitig; es ist wirklich noch das ganze Gebiet der Chirurgie, wie es heute besteht.

Auf dem gleichen Stockwerk liegen die Räume für den Vorstand der Klinik, ein großer Hauptarbeitsraum, daneben ein Wartezimmer und ein Untersuchungszimmer. Im Hauptzimmer arbeitet eine der Stenographie und Maschinenschrift mächtige Ordensschwester als Sekretärin. Das Untersuchungszimmer dient sowohl für die Sprechstundenkranken, wie auch für mikroskopische Untersuchungen. Täglich finden sich auf dem Tische des Vorstandes auf vorgedruckten Zetteln die Meldungen der Stationen über Aufnahmen, Entlassungen und Todesfälle, sowie die Berichte über Patienten an einweisende Ärzte (zur Zeit etwa 250) zur Kontrolle und Unterschrift. Auf Grund der Entlassungsmeldungen kontrolliert die Schwester die rechtzeitige Ablieferung der fertiggestellten Krankengeschichten, die dann vom Vorstand signiert den auf dem Korridor in Schränken untergebrachten Sammlungen einverleibt werden. Die Einreihung und Aufsicht untersteht einer Sekretärin; ein zweckmäßiges System gestattet die Aufsuchung jeder Krankengeschichte in wenigen Minuten. Ausleihen von Krankengeschichten findet nicht statt. Auch Akten mit Gutachtenforderungen laufen bei der Schwester ein, welche nach ihren Aufzeichnungen die rechtzeitige Erledigung der Gutachten überwacht.

Durch das Haupttreppenhaus, geschmückt mit einem eindrucksvollen Ölbild der WAGNERschen Sammlung der Universität, führt der Weg in das 2. Obergeschoß zur Garderobe und dem Eintritt der Studierenden in den großen Hörsaal. Am östlichen Korridor liegen noch wichtige Räume: am Gangende das geräumige und helle Museum von Präparaten, Tafeln, Photographien zum Unterricht und Studium. Merkwürdig wenig aus alter Zeit — die berühmten Präparate der HEINEschen Experimente über Knochenregeneration stehen in der Anatomie. Wenig Tafeln — sie haben auch jetzt durch das Epidiaskop an Wert eingebüßt. Ein Schrank mit guten mikroskopischen Präparaten.

Der zweite Raum ist die Bücherei. Geschmackvoll ausgestattet, fern jedem Lärm, äußerst behaglich für ruhiges Studium. Wertvolle Zeitschriften, gute Einzelschriften sind vorhanden und werden ergänzt (s. unten S. 35). Straffe Vorschriften über Gebrauch der Bücher werden von dem Kustos (Prof. SEIFERT) streng durchgeführt.

In diesem Saale finden die Sitzungen des Krankenhausausschusses statt.

Ein dritter Raum ist als Aufenthalt für Medizinalpraktikanten gedacht. Hier steht der unlängst angeschaffte Zeißsche mikrophotographische Apparat.

Die Photographie ist ein wichtiger Bestandteil sowohl für wissenschaftliche Forschung wie für den Unterricht geworden. Für die Freilichtaufnahmen haben wir im Dachgeschoß ein Atelier eingerichtet mit großem Aufnahmeapparat. Zur Herstellung kleinerer Aufnahmen, z. B. während einer Operation, wurde der Ernonoxapparat beschafft. Endlich haben wir eine Dreifarbenkamera für farbige Bilder im Jahr 1925 bekommen.

Sämtliche Räume westlich des Treppenhauses dienen der Strahlenabteilung. Die Zimmerflucht nach vorn heraus, für Röntgentherapie und Diagnostik ist durch Einbauten von Apparaten usw. in die Wände kompliziert gestaltet: hier wurden von Siemens & Halske erstmalig die großen Bestrahlungsschutzkästen errichtet, welche die Röhre völlig einschließen bis auf die kleine Öffnung über dem Patienten, dessen Stellung zu der Röhre durch den verschiebbaren Lagerungstisch geregelt wird. Die Bleikästen saugen die schädlichen Gase ab und sie sind der wirksamste Schutz auch für das Personal. Die Kontrolle der Strahlungen geschieht mit dem nach R. geeichten Siemens-Dosismesser und einem Jonto-

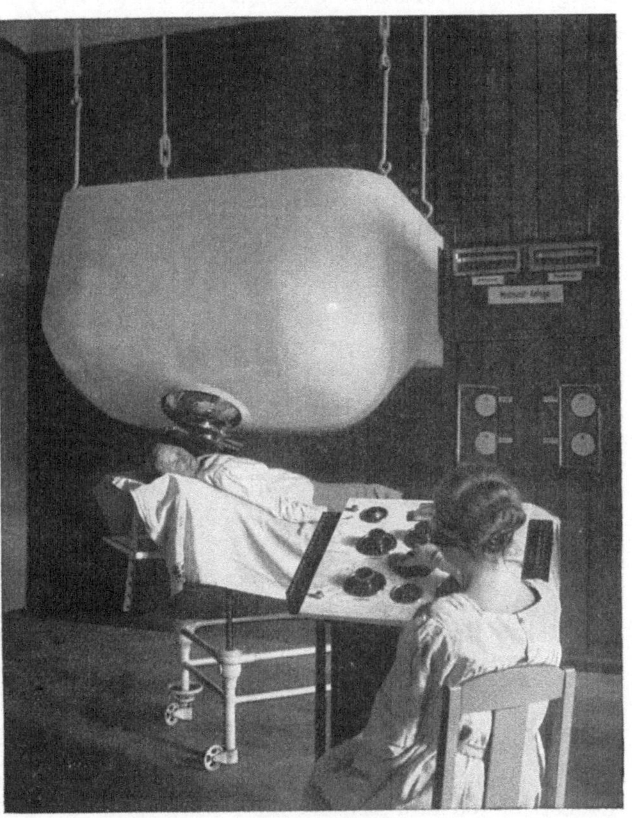

Abb. 19. Bestrahlungsschutzkasten.

quantimeter; die Bestrahlungspläne werden mit Hilfe des Felderwählers nach HOLFELDER angelegt. Ein Stabilivoltapparat für Bestrahlung und zwei Apparate (der neueste von 1926 Polydor) für Diagnostik, die im zweiten Raum getrieben wird. Hier sind noch besondere, gute Hilfsinstrumente, Buckyblenden, Bergsche und anatomische Serienkassetten zu nennen. Nebenan ist ein großer Apparat für Röntgenstereoskopie nach Siemens & Halske aufgestellt. In der Dunkelkammer ein großer Schaukasten für Besichtigung. Apparat zur Herstellung von Diapositiven ist vorhanden, die Abteilung besitzt schon eine gute Diapositivensammlung.

Als Anhang muß die im gegenüberliegenden Zimmer geübte Behandlung mit Höhensonne, den Jesionnek- und Solluxlampen genannt werden, dazu die Diathermie.

Die Röntgenabteilung hatte im Jahre 1925 schon 5221 Aufnahmen.

Die Röntgenbehandlung chirurgischer Krankheiten ist von JÜNGLING in einem trefflichen Buch beschrieben — wir stehen im ganzen auf seinem Standpunkt. Bei entzündlichen Erkrankungen, nach HEIDENHEIN-FRIED, glauben wir manchen Erfolg gesehen zu haben, bei Tuberkulosen wird mit größter Vorsicht bestrahlt. Karzinom, im Fall der Inoperabilität, noch mehr das Sarkom führen zu manchem erfreulichen Ergebnis.

Die Röntgendiagnostik ist für die Chirurgie von großer und wachsender Bedeutung. Selbstverständlich gibt der kontrastreiche Knochen ein hervorragendes Beobachtungsfeld. Aber auch die Kontrastfüllung der Körperhöhlen-Luftfüllung im Gehirn, in Gelenken, um die Niere usw., Kontrastmassen im Magendarmkanal, in den Harnwegen, am Rückenmark tun ausgezeichnete Dienste. Am Schluß jeder Morgenvisite werden gemeinsam die neuen Aufnahmen am Schaukasten betrachtet und kritisiert.

Ein transportabler Röntgenapparat (ERBE) ist Oktober 1926 beschafft; er leistet besonders für die Kontrolle der Frakturbehandlung ausgezeichnete Dienste. Der sehr handliche Apparat wird an das Bett des Kranken gefahren und hier — bei liegender Extension — die Aufnahme gemacht.

Endlich gehört hierher noch die Trochoskopeinrichtung, welche durch eine unter dem Operationstisch angebrachte verschiebbare Röntgenröhre, und eine am Auge des Operateurs oder Assistenten befestigte Durchleuchtungsbrille gestattet, metallische Fremdkörper unter Leitung der Röntgenstrahlen aufzusuchen. Die vom Röntgenzimmer aus dirigierte Anlage befindet sich im Operationsraum des Erdgeschosses; sie hat uns die Entfernung von Fremdkörpern ermöglicht, welche ohne sie nicht auffindbar gewesen wären.

Die Abteilung, zuerst von Dr. SEYERLEIN geleitet, untersteht jetzt Dr. EICHLER, mit einem Volontär und zwei angestellten Röntgenlaborantinnen wird die große Arbeit geleistet. Einigen Schülerinnen ist vielfach benutzte Gelegenheit zum Lernen gegeben. Die Notwendigkeit auch mehrfacher Röntgenaufnahmen ist heute schon allgemein so anerkannt, daß auch Krankenkassen ohne Schwierigkeit ihre Erlaubnis dazu geben. Die wissenschaftliche Seite noch mehr auszunutzen, ist Aufgabe der nächsten Zukunft.

Die Schutzvorrichtungen der Röntgenabteilung sind nach jeder Richtung die besten. Gleichwohl wird das gesamte Personal regelmäßigen Untersuchungen auf die Blutzusammensetzung unterzogen, um rechtzeitig Anzeichen zu erkennen.

Chirurgische Krankenabteilung (Bau 7) (Abb. 2).

In beträchtlich größerer Höhe und durch eine breite Rasenanlage von dem nächsttieferen Bau (Kirche und Schwesternhaus) getrennt, erhebt sich der nach Süden schauende 3 stöckige Langbau der Abteilung, der seinem Westende zu in drei massigere Teile ausläuft, je einer nach Süden und Westen gibt die Möglichkeit größerer Krankensäle, der größte rückwärts gelegene enthält Krankenzimmer und erforderliche Nebenräume.

Durch Portal 7 kommen wir im Untergeschoß in den mediko-mechanischen Übungssaal, in dem eine große Zahl guter Pendel- und Turnapparate aufgestellt sind, an denen von der Station kommende oder ambulant Unfallverletzte oder sonstwie Geschädigte unter Aufsicht eines geschulten Arztes vom Masseur der Anstalt beschäftigt und massiert werden. Der Segen aktiver und passiver Übungen zur Wiedererlangung der Gebrauchsfähigkeit versteifter Glieder ist zu bekannt, als daß man Kranken und vor allem auch den Berufsgenossenschaften usw. das besonders sagen müßte; die entstehenden Kosten machen sich bald bezahlt. Um so bedauerlicher ist der bisher viel zu geringe Besuch des Übungssaales. Ich habe den Eindruck, daß die volkswirtschaftliche Bedeutung der Wiederherstellung Unfallverletzter bei uns nicht hinreichend gewürdigt ist. Auch der Lehrauftrag für chirurgische Unfallheilkunde, den vor dem Krieg Prof. HOTZ inne hate, ist gestrichen und trotz wiederholter Bemühungen der Fakultät bis jetzt nicht wieder errichtet worden.

Das schöne Treppenhaus führt uns in die drei Stockwerke der Abteilung und die im Dachgeschoß liegenden Assistentenwohnungen, darunter eine für einen verheirateten Assistenten. Die Stockwerke haben im westlichen Teil mit den 3 Ausbauten je zwei Krankensäle zu 14 Betten, dazwischen einen beiden gemeinsamen Raum für Bäder und Waschgelegenheit, im nördlichen Ausbau kleinere Krankenzimmer dazu Untersuchungs-, Verbandzimmer, Tagesraum, Laboratorium, Schwesternaufenthaltraum und Teeküche. Das gegen die „Klinik" hinführende Langhaus, mit nördlichem Korridor und einem weiten Anbau, hat seine Krankenzimmer alle gegen Süden, durchweg kleinere Räume — auf der Privatstation im mittleren Stock zu 1 und 2 Betten, im Erdgeschoß und 2. Obergeschoß zu 7, 4, 2 Betten. Dazu kommen auf jedem Stock im Langhaus nach rückwärts die gleichen Nebenräume, unter den Bädern auch permanentes Wasserbad, und so ergibt sich von selbst die Gliederung jedes Stockwerks in zwei etwa gleiche Stationen, Langhaus und Kopfstück. Vorgelagert sind der Abteilung Terrassen bzw. Veranden als Liegehallen, nur die im Erdgeschoß ist ungedeckt und deshalb nur ungenügend verwendbar. Die Liegeveranden vor der in sich abgeschlossenen Privatstation und im 2. Obergeschoß erlauben dagegen ausgiebigst Sonne- und Luftkuren, nach Süden gerichtet, hoch über der Stadt, die mit ihrem Grün, den vielen Kirchen und der die Hügel krönenden Festung, einen wundervollen Blick bietet. Für die Behandlung der Tuberkulosen spielen die Liegehallen ihre große bekannte Rolle.

Das Vorhandensein so vieler kleinerer Krankenräume der 3. Klasse ist für die Behandlung von großer Bedeutung — für Schweroperierte, für infektiöse Wunden, für Endemien auf der Kinderabteilung, die einen Raum vorübergehend brach zu legen zwingen, für Sterbende. Ob außerdem Kranke in solche Einzelzimmer gelegt werden, untersteht, um Ungerechtigkeiten vorzubeugen, der Entscheidung des Vorstandes. Es gibt Kranke genug, welche gern in größeren Sälen liegen, aber für andere ist die Stille eine Wohltat und unter Umständen ein Unterstützungsmittel für die Heilung.

Wie die zahlreichen Hilfsmittel eines nach neuzeitlichen Grundsätzen und schön ausgestatteten Krankenhauses für die Gesundung des Kranken auszunutzen sind, das muß in großen Zügen vom Vorstand angegeben werden, für den Einzelnen aber kann hier der Assistenzarzt im Zusammenwirken mit der Schwester unendlich viel tun.

Die chirurgische Krankenabteilung war bei ihrer Eröffnung auf 135 Betten vorgesehen. Die Belegzahl hat mit den bekannten Schwankungen stetig zugenommen, der Krankenstand schwankte im letzten Jahr zwischen 180 und 240.

1. November 1921	118	Kranke
1922	139	,,
1923	124	,,
1924	186	,,
1925	206	,,

(Anfangs 1928 ist die Zahl auf über 220 gestiegen.)

Unnötig langes Verbleiben der Kranken auf der Abteilung wird — insbesondere auch bei Kassenkranken — vermieden. Der Abteilung stehen 10 Freibetten zur Verfügung, deren Verwendung vom Vorstand der Klinik bestimmt wird. Es wird von ihnen sehr vielfach Gebrauch gemacht.

Die in Klinik und Abteilung zusammen von den Assistenten zu leistende Arbeit setzt sich aus folgenden Einzelposten zusammen, welche unter den (einschließlich Oberarzt) 8 Assistenten verteilt sind:

Vertretung des Chefs, Oberaufsicht — Oberarzt;
Röntgen- und Strahlenabteilung;
Poliklinische Sprechstunde;
Operationsräume, Vorbereitung der klinischen Vorlesung;
Projektionsapparat, Sammlungsräume, Bücherei-Aufsicht;

Krankengeschichten-Archiv, Buchführung über Kontrolle der Tuberkulösen und der bösartigen Geschwülste;

Laboratorien für anatomische, histologische, bakteriologische Arbeiten, Tieroperationssaal, Mikrophotographie, Freilichtaufnahmen;

Laboratorium für physikalisch-chemische Arbeiten;

Urologie, Spezial-Spiegeluntersuchungen;

Orthopädisch-mechanische Werkstätte, mediko-mechanischer Übungssaal;

Eigene Vorlesungen der Dozenten;

Stationsdienst auf 6 Stationen der Abteilung zu 30—40 Betten; seit Oktober 1927 auch noch eine im Gerhardthaus;

Theoretischer Unterricht der staatl. Krankenpflegeschule.

Bei Eröffnung der Anstalten bestand die Assistentenschaft aus folgenden Herren:

Oberarzt a. o. Prof. Dr. RICHARD HAGEMANN, ausgeschieden am 30. 4. 1926.

Privatdozent Dr. E. SEIFERT.

Dr. SEYERLEIN, jetzt Facharzt für Röntgenkunde, Leiter des Strahleninstituts der A. O. K. K. Elberfeld.

Dr. SCHAPS, jetzt Facharzt für Chirurgie in Chicago U. S. A.

Dr. E. WIEMANN, jetzt Chirurg des Kreiskrankenhauses Hildburghausen.

Dr. TH. FINGER, ab 1. 10. 1926 Oberarzt an der chirurgischen Abteilung des Katharinenspitals Stuttgart (Prof. JÜNGLING).

Dr. STAHNKE.

Dr. HÖLZEL, jetzt Facharzt für Chirurgie in Plauen (Vogtl.).

Jetzige Zusammenstellung:

a. o. Prof. Dr. E. SEIFERT, Oberarzt.

a. o. Prof. Dr. STAHNKE.

Privatdozent Dr. HÄBLER.

Röntgenassistent Dr. EICHLER.

Dr. OBERNIEDERMAYR.

Dr. TÖNNIS.

Dr. MARKERT.

Dr. TEICHMANN.

Dr. BAUER.

Dr. HUMMEL.

Volontäre, Medizinalpraktikanten.

Eine Reihe von wissenschaftlichen Versammlungen fanden in der chirurgischen Klinik statt, für den Ärztlichen Bezirks-Verein Würzburg jährlich 2—3, für die Luitpoldabende; die Mittelrheinische Chirurgen-Vereinigung hielt am 25. 1. 1922 ihre Wintertagung hier ab, im Juli 1925 tagte hier die Vereinigung der Bahnärzte von Altona (Elbe), am 7./8. Juli 1927 die Bayerische Chirurgenvereinigung. Außerdem beteiligten sich Vorstand und Assistenten eifrig an den Verhandlungen des Deutschen Chirurgenkongresses, der Bayerischen und der Mittelrheinischen Chirurgenvereinigung, wie aus den am Schluß mitgeteilten Vorträgen usw. zu ersehen ist.

Vorlesungen und Kurse.

Chirurgische Klinik wird vom Vorstand an drei Tagen der Woche gehalten, im Sommer von $7—8^{1}/_{2}$, im Winter von $8—9^{1}/_{2}$. Diese frühe Stunde hat den Nachteil, daß erst eintretende, oft akute Krankheitsfälle meist erst in der späteren Morgenstunde kommen — den Vorteil, daß nach der Vorlesung der ganze Vormittag noch für die praktische Tätigkeit frei ist, die mit Operationen, Verbänden, Visite oft sehr lange Zeit beansprucht. Die Vorlesung wird bezüglich Krankenvorstellung, Demonstration von Präparaten, Abbildungen, Projektionen, kurzum des gesamten Lehrmaterials vom Vorstand mit dem die Klinik vorbereitenden Assistenten besprochen — Änderungen im Programm kommen natürlich oft vor.

Der Unterricht erstreckt sich besonders auf Untersuchung und Beobachtung am Krankenbett, wobei die Krankheiten besprochen werden; aber eine ganze Reihe von Operationen werden auch in der Klinik selbst vorgeführt. Das „Praktizieren" geschieht so, daß dem Kandidaten ein Patient zugewiesen wird; er hat ihn zu untersuchen und auf Fragen zu antworten, weiterhin 8 Tage zu beobachten und schriftlich eine Krankheitsgeschichte abzugeben, so wie sie im Staatsexamen verlangt wird. Diese Aufgabe ist willig von den Praktikanten angenommen und überwiegend gut ausgeführt worden. Dadurch, daß sie ihre Kranken auf der Station besuchen dürfen, erhalten sie einen Einblick in den Verlauf und die Tätigkeiten am Krankenbett.

In der Poliklinik wird die „propädeutische" Chirurgie abgehalten, je 2 Stunden wöchentlich, Winter und Sommer.

Besondere Vorlesungen sind ganzjährig: „Allgemeine Chirurgie", 1 semestrig: „Frakturen und Luxationen", „Röntgenologische Diagnostik und Unfallbegutachtung", „Chirurgie des Kopfes für Zahnärzte", Verbandtechnik", „Kursus der Massage".

Die gesamten Vorlesungen außer der Klinik wurden von drei Privatdozenten abgehalten, Prof. HAGEMANN, Prof. SEIFERT, Prof. STAHNKE. Seit Sommersemester 1926 trägt Prof. HAGEMANN, welcher am 1. 5. 1926 ausgeschieden ist, „Allgemeine Chirurgie" vor, Prof. SEIFERT, jetzt Oberarzt, teilt sich in die übrigen Vorlesungen mit Privatdozent Prof. STAHNKE und dem Ende Sommersemester 1926 neu ernannten Privatdozent Dr. HÄBLER.

Die Ausbildung auf dem chirurgischen Gebiet wird den Studierenden vor allem die Grundlagen der allgemeinen und speziellen Chirurgie lehren, besonders an Hand möglichst vieler Krankheitsfälle, die Diagnostik und all ihre Hilfsmittel, die Beurteilung und Begutachtung, die Indikationsstellung zu operativen Eingriffen. Der Studierende muß selbst Operationen sehen, sich ein Bild davon machen, und ihre Erfolge beurteilen. Er muß selbst an Kranke herankommen, sich mit ihnen zu stellen lernen. Will er praktisch sich betätigen, so muß er eine Zeit opfern, um als Famulus ein paar Wochen zu arbeiten; Gelegenheit erhält er dazu außerdem in der Medizinalpraktikantenzeit. Wir haben stets mehrere Medizinalpraktikanten, die je nach ihrer Veranlagung praktisch viel lernen können.

Besoldete Stellen für Volontärärzte nach der Approbation haben wir leider zur Zeit nicht.

Wer später Chirurgie treiben will, muß das als Assistent lernen. Über die praktische Ausbildung der Assistenten, besonders bezüglich der Hilfe bei Operationen gibt es sehr verschiedene Meinungen. Bei uns herrscht die Auffassung, daß jeder mit offenen Sinnen an der Operation teilnimmt, und zu selbständigem Handeln erzogen wird. Einfache Statisten, welche sozusagen nur Instrumente ersetzen, können auf die Dauer nicht befriedigen. Der Assistent, der in Gedanken an jeder Operation so beteiligt ist, als ob er sie jederzeit selbst übernehmen müßte, wird sich früh zu Selbständigkeit entwickeln, zu der er nach genügend langer Vorbildung in wachsendem Maße herankommt.

Bibliothek der chirurgischen Klinik.

Archiv für klinische Chirurgie 1 (1861) bis 143 (1926).
Bruns Beiträge zur klinischen Chirurgie 1 (1884) bis 137 (1926).
Deutsche Zeitschrift für Chirurgie 1 (1872) bis 199 (1926).

Zentralblatt für Chirurgie 22 (1895) bis 53 (1926).
Zentralorgan für die gesamte Chirurgie 1 (1913) bis 36 (1926).
Acta chirurgica scandinavica 52 (1919) bis 61 (1926).
Riedingers Archiv für Orthopädie 1 (1903) bis 24 (1926).
Mitteilungen aus den Grenzgebieten 1 (1896) bis 29 (1926).
Fortschritte auf dem Gebiet der Röntgenstrahlen 21 (1914) bis 34 (1926).
Lubarsch-Ostertag, Ergebnisse der Pathologie 1 (1894) bis 20 (1926).
Payr-Küttner, Ergebnisse der Chirurgie und Orthopädie 5 (1912) bis 19 (1926).
Hildebrands Jahresberichte 1 (1896) bis 21 (1917).
Surgery, gynecology and obstetrics 1 (1905) bis 43 (1926).
Zeitschrift für urologische Chirurgie 16 (1924) bis 20 (1926).
Ronas Berichte der Physiologie 34 (1926) bis 37 (1926).
Strahlentherapie 11 (1920) bis 22 (1926).
Fortschritte auf dem Gebiet der Röntgenstrahlen 21 (1914) bis 34 (1926).
Boas Archiv 39 (1926).
Zentralblatt für Tuberkuloseforschung 13 (1919) bis 18 (1922).
Volkmanns Sammlung klinischer Vorträge, N. F. 1 bis 127.
Zentralblatt für die Grenzgebiete 10 (1907) bis 19 (1915).
Deutsche medizinische Wochenschrift 1884 bis 1926.
Berliner klinische Wochenschrift (Klinische Wochenschrift) 1907 bis 1926.
Münchner medizinische Wochenschrift 1919 bis 1926.

Wissenschaftliche Arbeiten usw. von 1921—1926.

I. Vorstand Prof. Dr. F. KÖNIG.

1. Betäubung.

Erfahrungen an 600 Fällen Lokal- und Leitungsanästhesie. Ref. Bayerischer Chirurgenkongreß. 1921 u. Dtsch. Zeitschr. f. Chirurg. Bd. 172. 1923.

Schmerzbetäubung bei Operationen. Med. Klinik 1923.

Über Querschnittsanästhesie an Extremitäten. Zentralbl. f. Chirurg. 1923, S. 1766.

Okzipitalneuralgie infolge Lokalanästhesie bei Strumaoperierten. Dtsch. med. Wochenschr. 1925.

Infektionen im Umspritzungsgebiet bei Lokalanästhesie. Mittelrhein. Chirurg. Vereinig. Zentralbl. für Chir. 1923, S. 775.

2. Röntgen.

Operationen im röntgenbestrahlten Gebiet. Med. Klinik 1924.

Röntgenbeobachtungen an tuberkulösen Gelenken. Zentralbl. f. Chirurg. 1924, S. 15.

Röntgenbehandlung von Sarkomen und Karzinomen. Chir. Kongr. 1921. Zentralbl. f. Chirurg. 1921, S. 770.

3. Knochen.

Operative Behandlung der Knochenbrüche. Chir. Kongr. 1924 u. Langenbecks Arch. Bd. 133.

Behandlung und Heilung offener Knochenbrüche. Zentralbl. f. Chir. 1926, S. 2922. (Bayr. Chir. Kongr., Ärztl. Bezirksver.)

Kreuzbeinosteomyelitis, akute. Münch. med. Wochenschr. 1924, S. 90.

Lange Röhrenknochen, Tumoren, Lues, Zysten und Ostitis fibrosa. (Ärztl. Bezirksver.) Münch. med. Wochenschr. 1924, S. 1152.

4. Knorpel.

Über reaktive Vorgänge am Knorpel nach verschiedenen Schädigungen. Langenbecks Arch. Bd. 124. 1923.

Akut infektiöse Erkrankungen des Rippenknorpels. Langenbecks Arch. Bd. 127. 1923.

Knorpelgewebe im ultraviolettem Licht. Zentralbl. f. Chirurg. 1924, S. 2266. Mittelrhein. Chir. Vereinig.

5. Gelenke.

Binnenverletzungen des Kniegelenkes. Therapie d. Gegenw. 1922. (Ärztl. Bezirksver.)

Operative Behandlung der chirurgischen Tuberkulose. Ref. am Chir. Kongr. 1921 und Langenbecks Arch. Bd. 116. 1921. Münch. med. Wochenschr. 1921.

6. Nerven.

Okzipitalneuralgie, s. unter Betäubung.

Ganglion Gasseri, Exstirpation wegen Trigeminusneuralgie. Münch. med. Wochenschr. 1924, S. 10. (Ärztl. Bezirksver.)

Ganglion Gasseri, Exstirpation nach Alkoholinjektionen. Münch. med. Wochenschrift 1924, S. 1829. (Ärztl. Bezirksver.)

7. Karzinome usw.

Krebsprognose und Krebsbehandlung. Münch. med. Wochenschr. 1923, S. 1476.

Brustkrebs. Festschrift für Hofmeier. 1924. Zeitschr. f. Geburtsh. u. Gynäkol. Bd. 87.

Das Karzinom, Diagnose und Therapie, mit Ausnahme der Strahlentherapie. Bayr. Chir. Kongr. 1923. Zentralbl. f. Chirurg. 1923, S. 1701.

Über Zungenkarzinom. Münch. med. Wochenschr. 1921, S. 1669; 1922, S.66. (Ärztl. Bezirksver.)

8. Operationen, Plastiken.

Über Lippenwechselplastik. Bruns Beitr. z. klin. Chir. Bd. 122, S. 288. 1921. (Bayr. Chir. Kongr.)

Kosmetischer Weichteilschnitt bei temporärer Unterkieferdurchsägung. Zentralbl. f. Chir. 1922, S. 362.

Technik der Exstirpation retrobulbärer Tumoren. Münch. med. Wochenschr. 1924, S. 1704. (Luitpoldkrankenhaus.)

Über operative Freilegung des Fußgelenkes. Zentralbl. f. Chir. 1921, S. 668. (Mittelrhein. Chir. Vereinig.)

9. Gesicht und Hals.

Chirurgie der Kiefer. Abschnitt in: Chirurgische Operationslehre von BIER-BRAUN-KÜMMEL. 4. Aufl. 1922.

Struma carcinomatosa. Resektion samt Trachea und V. jugularis. Heilung. (Ärztl. Bezirksver.) Münch. med. Wochenschr. 1921, S. 1669.

Basedowstrumen. Münch. med. Wochenschr. 1923, S. 1000. (Ärztl. Bezirksver.)

10. Brustwand.

Über Brustwandresektion wegen Geschwulstbildung. Zentralbl. f. Chir. 1925, S. 2070. (Mittelrhein. Chir. Vereinig.)

Thoraxstarre; Chondrektomie nach FREUND. Münch. med. Wochenschr. 1923, S. 448. (Ärztl. Bezirksver.)

11. Verdauungstraktus.

Zur Operation des Ösophagusdivertikels. Dtsch. med. Wochenschr. 1922, S. 22. (Chir. Kongr.)

Kardiospasmus, 3 Operationen nach HELLER. Münch. med. Wochenschr. 1926, S. 306. (Ärztl. Bezirksver.)

Zur Therapie des Magengeschwürs. Münch. med. Wochenschr. 1926, Nr. 2.

Kleinstes Karzinom am Pylorus. Zentralbl. f. Chir. 1923, S. 754. (Mittelrhein. Chir. Vereinig.)

Entzündlicher Netztumor nach Magenresektion. Radikaloperation mit Kolonresektion. Münch. med. Wochenschr. 1924, S. 1000. (Ärztl. Bezirksver.)

Nabelfistel mit Darmresektion. Münch. med. Wochenschr. 1923, S. 448. (Ärztl. Bezirksver.)

Mesenterialtumor, geheilt durch Jejunumresektion. Münch. med. Wochenschr. 1924, S. 1152.

Dickdarmsarkom. Resectio ileocoecalis. Münch. med. Wochenschr. 1921, S. 1670. (Ärztl. Bezirksver.)

Über Appendizitis. Zeitschr. f. ärztl. Fortbild. 1922, Nr. 3.

Über spastischen Ileus. Münch. med. Wochenschr. 1924, S. 90. (Ärztl. Bezirksver.)

12. Übrige Bauchhöhle.

Über Milzexstirpation. Zentralbl. f. Chir. 1922, S. 796. (Mittelrhein. Chir. Vereinig.)

Gallensteinrezidiv nach Cholezystektomie mit lokaler Peritonitis. Münch. med. Wochenschr. 1921, S. 1068. (Ärztl. Bezirksver.)

Choledocho-duodenostomie, weiße Galle; Pankreasnekrose, Heilung zweier Fälle. Münch. med. Wochenschr. 1923, S. 1000. (Ärztl. Bezirksver.)

Gallensteinchirurgie, Hepatikusplastik; Mortalität der Gallensteinoperationen im Luitpoldkrankenhaus. Münch. med. Wochenschr. 1926, S. 306. (Ärztl. Bezirksver.)

13. Harn und Geschlechtsorgane.

Die Entstehung von Nierensteinen in den ersten Lebenswochen. Münch. med. Wochenschr. 1922, S. 1426. (Bayr. Chir. Kongr.)

Chirurgische Behandlung pyogener Infektionen im Nierengebiet. Zeitschr. f. Urol. Bd. 19, H. 1. 1925. (Fortbildungsvortrag Bad Brückenau.)

Über totale Steinanurie. Zentralbl. f. Chir. 1924, S. 2255. (Mittelrhein. Chir. Vereinig.)

Blasenstein an der vorderen Blasenwand. Münch. med. Wochenschr. 1923, S. 448. (Ärztl. Bezirksver.)

Hämatonephrose, Nierenexstirpation. Ebenda.

Operation bei angeborener Zystenniere. Ebenda.

Über Hypernephromoperation. Münch. med. Wochenschr. 1924, S. 1000. (Ärztl. Bezirksver.)

Über die Operation des Leistenhodens. Zentralbl. f. Chir. 1922, S. 1527. (Mittelrhein. Chir. Vereinig.)

II. Prof. Dr. HAGEMANN.

Über die Röntgenbehandlung pyogener Infektionen. Mittelrhein. Chir. Vereinig. Juli 1924. Marburg a. d. L. Zentralbl. f. Chir. 1924, S. 2250.

Transplantationen und Plastiken. Jahresber. f. d. ges. Chir. u. i. Grenzgeb. 1921, 1922, 1923.

Die operative Behandlung des Krebses. Einleitendes Referat, gehalten auf der Bayr. Chir. Vereinig. 4. Juli 1923.

Bericht über einen erfolgreich operierten intraduralen Rückenmarkstumor. Bruns Beitr. z. klin. Chir. Bd. 122, 1921.

Über Tetanie und Epilepsie nach Strumektomie. Mittelrhein. Chir. Vereinig. 6. 1. 1923. Zentralbl. f. Chir. 1923.

Über chirurgisch wichtige chronisch entzündliche, nicht spezifische Prozesse des Darmes. Bayr. Chir. Vereinig. 1. Juli 1922. Zentralbl. f. Chir. 1922.

Beiträge zur Chirurgie des Ulcus ventriculi. Verhandl. d. mittelrhein. Chir. Vereinig. 9. 1. 1923. Zentralbl. f. Chir. 1923, S. 1446.

Über den Echinokokkus der Leber. Bayr. Chir. Vereinig. Juli 1924. Zentralbl. f. Chir. 1924.

Die Diagnose und Behandlung der Prostatahypertrophie. Würzburger Abhandl. a. d. Gesamtgeb. d. prakt. Med. Neue Folge. Bd. 2, H. 12.

Die Behandlung der chronisch nichtspezifischen Gelenkerkrankungen. Berichterstattung auf d. mittelrhein. Chir. Vereinig. Wiesbaden; Januar 1926.

III. Prof. Dr. E. SEIFERT.

Über Appendizitis und Witterung. Münch. med. Wochenschr. 1921, S. 1553.

Chirurgie des Kopfes und Halses. Ein Lehrbuch f. Zahnärzte. I. F. Lehmann, München 1922.

Über extraösophageale Fremdkörper. Zeitschr. f. Laryngol., Rhinol. u. ihre Grenzgeb. 1922, S. 11.

Erfahrungen mit der Tracheotomia inf. bei kindlicher Larynxdiphtherie. Zentralbl. f. Chir. 1922, S. 585.

Ein Beitrag zur Frage der trophischen Geschwüre. Münch. med. Wochenschr. 1922, S. 1253.

Zur Frage der Sympathektomie. Arch. f. klin. Chirurg. 1922, Nr. 122, S. 248.

Zur Kenntnis der sog. kommissuralen Wangenlymphdrüsen. Dtsch. Zeitschr. f. Chirurg. 1922, Nr. 176, S. 354.

Experimenteller Beitrag zur Frage der Milzausschaltung. Klin. Wochenschr. 1922.

Physiologische Reposition von Extremitätenfrakturen. Arch. f. orthop. u. Unfall-Chirurg. 1922, Nr. 21, S. 71.

Studien am Omentum majus des Menschen. Arch. f. klin. Chirurg. 1923, Nr. 123, S. 608.

Chirurgische Operationslehre (O. ZUCKERKANDL). J. F. Lehmann, München 1924.

Beobachtungen über das Vorkommen von Panaritien. Arch. f. orthop. u. Unfall-Chirurg. 1924, Nr. 23, S. 242.

Zur Massenbehandlung des Kropfes. Münch. med. Wochenschr. 1924, S. 1792.

Über Schichtungskugeln und Endothelzysten an der menschlichen Bauchfell-serosa. Frankfurt. Zeitschr. f. Pathol. 1924, Nr. 30, S. 21.

Ein Fall von Pseudomilzbrand beim Menschen. Münch. med. Wochenschr. 1925, S. 225.

Über Bakterienbefunde im Blut nach Operationen. Arch. f. klin. Chir. 1925, Nr. 138, S. 565.

Bakteriologische Untersuchungen nach Operationen. Zentralbl. f. Bakteriol., Parasitenk. u. Infektionskrankh., 1925, Nr. 95, S. 444.

Zur Frage der reflektorischen Anurie. Zeitschr. f. Urol. 1925, Nr. 19, S. 67.

Über Mikrognathie. Arch. f. klin. Chirurg. 1925, Nr. 135, S. 726.

Über Mikrognathie. Dtsch. Zeitschr. f. Zahnheilk. 1925, S. 171.

Über bedenkliche Nachwirkungen der Narzylenbetäubung. Münch. med. Wochenschr. 1926, S. 559.

Die Behandlung des Lippen- und Gesichtsfurunkels. Therapie d. Gegenw. 1926, H. 3, S. 1.

Die Ergebnisse der Schädelplastik. Arch. f. orthop. u. Unfall-Chirurg. 1926, Nr. 24, S. 119.

Zur Frage der porotischen Malazie nach Gallenfisteln. Bruns Beitr. z. klin. Chirurg. 1926, Nr. 136, S. 496.

Zur Frage der sog. Periduodenitis. Arch. f. klin. Chirurg. 1926,

Über die urämischen Todesfälle nach Prostatatektomie. Zeitschr. f. Urol. 1926.

Über den Infektionsweg bei postoperativer Parotitis. Dtsch. Zeitschr. f. Chirurg. 1926.

Über die Grenzen der Operabilität der Prostatahypertrophie. Dtsch. Zeitschr. f. Chirurg. 1926.

Vorträge.

Zur Anatomie der Pericolitis membranacea. Chir. Kongr. 1922.

Erfahrungen mit der Tracheotomia inferior bei kindlicher Larynxdiphtherie. Mittelrhein. Chir. Vereinig. Würzburg 21. 1. 1922.

Zur Statistik der Appendizitis. Mittelrhein. Chir. Vereinig. Würzburg 21. 1. 1922.

Über die physiologische Reposition von Frakturen. Mittelrhein. Chir. Vereinig. Tübingen 12. 6. 1922.

Über Sympathektomie und trophische Geschwüre. Bayr. Chir. Ver. 1. 7. 1922.

Über die sog. kommissuralen Wangenlymphdrüsen. Bayr. Chir. Ver. 1. 7. 1922.

Untersuchungen über die Appendices epiploicae des menschlichen Dickdarmes. Phys.-chem. Ges. Würzburg 1. 6. 1922.

Über Endotheliom- und Psammombildung an der Zwerchfellserosa. Mittelrhein. Chir. Vereinig. Frankfurt 6. 1. 1923.

Statistik der Panaritien. Mittelrhein. Chir. Vereinig. Frankfurt 12. 1. 1924.

Metastasen nach Furunkelbehandlung. Klin.-wissenschaftl. Abend des Luitpold-krankenhauses 5. 2. 1924.

Über Ösophagotomie. Klin.-wissenschaftl. Abend des Luitpoldkrankenhauses 13. 5. 1925.

Über Bestrebungen zur Kropfverhütung. Phys.-med. Ges. Würzburg 24. 7. 1924.

Über reflektorische Anurie. Ärztl. Fortbildungskurs Bad Brückenau 9. 9. 1924.

Über Bakterienbefunde im Blute nach Operationen. Chir. Kongr. 1925.

Über Mikrognathie. Mittelrhein. Chir. Vereinig. Stuttgart 10. 1. 1925.

Die Ergebnisse der Schädelplastik. Mittelrhein. Chir. Vereinig. Jena 4. 7. 1925.

Über Begleitbakteriämie nach chirurgischen Eingriffen. Phys.-med. Ges. Würzburg 18. 6. 1925.

Über den Infektionsweg bei postoperativer Parotitis. Chir. Kongr. 1926.

Über Verwachsungen an der Gallenblase. Phys.-med. Ges. Würzburg 25. 2. 1926.

Über Prostatektomie. Ärztl. Fortbildungskurs Bad Brückenau 10. 5. 1926.

Hämatombildung am Auge. Klin.-wissenschaftl. Abend im Luitpoldkrankenhaus 10. 6. 1926.

Über das Lidhämatom bei Schädelbasisbrüchen. Bayr. Chir. Vereinig. 14. 7. 1926.

IV. Prof. Dr. E. STAHNKE.

Über Knochenveränderungen bei Neurofibromatose. Dtsch. Zeitschr. f. Chirurg. Bd. 168.

Ein Fall von isolierter Stichverletzung der Gallenblase. Zentralbl. f. Chirurg. 1922, S. 1665.

STAHNKE und KIRCH: Pathologisch-anatomische, klinische und tierexperimentelle Untersuchungen über die Bedeutung des Soorpilzes für das tonische Magengeschwür. Mitt. a. d. Grenzgeb. d. Med. u. Chirurg. Bd. 36, S. 174—200.

Als Vortrag: Die Bedeutung des Soorpilzes für das chronische Magengeschwür. Tagung d. mittelrhein. Chir. Vereinig. Frankfurt am 6. 1. 1923. Ref. Zentralbl. f. Chirurg. 1923, S. 754.

STAHNKE und v. FREY: Untersuchungen über die Verwertbarkeit des Viskositätsfaktors zur funktionellen Schilddrüsendiagnostik. Klin. Wochenschr. 1923, S. 1742 bis 1744.

Als Vortrag: Zur Frage der Verwertbarkeit des Viskositätsfaktors für die funktionelle Schilddrüsendiagnostik. 8. Tag. d. bay. Chir. in München 7. 7. 1923. Ref. Zentralbl. f. Chirurg. 1923, S. 1713.

Zur Histologie und Klinik jugendlicher Strumen (in Unterfranken). Arch. f. klin. Chirurg. Bd. 125, S. 193—230.

Als Vortrag: In der physikalisch-medizinischen Gesellschaft am 23. 1. 1923. (Berichte der Gesellschaft 1923.)

Untersuchungen und Demonstrationen von Epiphysen jugendlicher Strumöser. Klin.-wissenschaftl. Abend im Luitpoldkrankenhaus am 20. 2. 1923. Ref. Münch. med. Wochenschr. 1923, S. 411.

Experimentelle Untersuchungen zur Frage der neurogenen Entstehung des Ulcus ventriculi; zugleich ein Beitrag zur pathologischen Physiologie der Mageninnervation. Arch. f. klin. Chirurg. Bd. 132, S. 1—59.

Als Vortrag: Experimentelle Untersuchungen zur Frage der neurogenen Entstehung des Ulcus ventriculi. 9. Tag. d. bayr. Chir. in München 26. 7. 1924. Ref. Zentralbl. f. Chirurg. 1924, S. 2094.

Der Wandel der Krankenhausbauten im Laufe der Zeiten. Vortrag im naturwissenschaftlichen Verein 1924.

STAHNKE und SEYERLEIN: Elektrische Vagusreizung beim Menschen. Vorläufige Mitteilung. Münch. med. Wochenschr. Jg. 72, S. 334.

Röntgenologische Untersuchungen des Duodenums bei Vagusreizungen. Würzburger Abhandl. a. d. Gesamtgeb. d. prakt. Med. Neue Folge. Bd. 2, S. 183—193.

Vortrag: Magen- und Duodenalbeobachtungen bei ösophagealer Vagusreizung. 16. Kongr. d. dtsch. Röntgenges. Ref. Fortschr. a. d. Geb. d. Röntgenstr. Bd. 33, Kongreßh. 1925.

Vortrag: Eine Reihe plötzlicher Todesfälle nach kleinen chirurgischen Eingriffen an anscheinend gesunden Kindern. Klin.-wissenschaftl. Abend im Luitpoldkrankenhaus 20. 2. 1925. Ref. Münch. med. Wochenschr. 1924, S. 499.

Vortrag: Das motorische Verhalten von Magen und Duodenum des Menschen bei intra-ösophagealer Vagusreizung. Sitzungsber. d. phys.-med. Ges. zu Würzburg 7. 5. 1925. Ref. Münch. med. Wochenschr. 1925, S. 970.

Vortrag: Die Röntgenstrahlen im Dienste der Medizin. Naturwissenschaftl. Verein, Würzburg 1925.

Zur Frage der Heilung und Behandlung von Spontanfrakturen bei Karzinom- und Sarkommetastasen. Arch. f. orthop. u. Unfall-Chirurg. Bd. 24, S. 154—160.

Zur Lehre vom Epignathus. Bruns Beitr. z. klin. Chirurg. Bd. 134, S. 573—583.

Wie erklären sich die Hautsensibilitätsstörungen der Nabelbrüche. Bruns Beitr. z. klin. Chirurg. Bd. 136, S. 38—41.

Als Vortrag: Zur Frage der Hautsensibilitätsstörungen bei Nabelbrüchen. 10. Tag. d. bay. Chir. in München. 1925. Ref. Zentralbl. f. Chirurg. 1925, S. 2195.

Über den seltenen Verlauf einer chronischen Osteomyelitis. Arch. f. klin. Chirurg. Bd. 139, S. 428—433.

STAHNKE und KIRCH: Die heilungsverzögernde Wirkung der Muskelzerstörung im chronischen Magengeschwür auf Grund tierexperimenteller Untersuchung. Frankfurt. Zeitschr. f. Pathol. Bd. 33, S. 269—299.

Vortrag: Zur Frage der Sensibilität des Sympathikus. Klin.-wissenschaftl. Abend im Luitpoldkrankenhaus 4. 2. 1926. Ref. Münch. med. Wochenschr. 1926, S. 591.

Vortrag: Die Resorptionen aus der Bauchhöhle und vegetatives Nervensystem. Chir. Kongr. 1926 in Berlin. Verhandl. d. dtsch. Ges. f. Chirurg. 1926.

Vortrag: zu gleichem Thema. Sitzung d. phys.-med. Ges. zu Würzburg am 8. 7. 1926.

Vortrag: Lymphangiom des Halses. Klin.-wissenschaftl. Abend im Luitpoldkrankenhaus zu Würzburg am 2. 7. 1926.

V. Privatdozent Dr. C. HÄBLER.

a) Veröffentlichungen.

Über Hydronephrose durch akzessorische Nierengefäße. Langenbecks Arch. Bd. 122, S. 732. 1923.

Ein Fall von Karzinomentwicklung auf dem Boden eines Atheroms am Ohr. Münch. med. Wochenschr. 1923, S. 395.

Ein Fall von Knochenbildung in der Laparotomienarbe. Dtsch. Zeitschr. f. Chirurg. Bd. 181, S. 140. 1923.

Über die präkankerösen Erkrankungen. Münch. med. Wochenschr. 1924, S. 127.

Über die Zerstörung des Knorpels durch Krebs. Langenbecks Arch. Bd. 132, S. 60. 1924.

Experimentelle Untersuchung über die Regeneration des Gelenkknorpels. Bruns Beitr. z. klin. Chirurg. Bd. 134, S. 602. 1925.

HÄBLER und J. POTT: Über die Elastizitätsverhältnisse des Bindegewebes beim Gesunden in den verschiedenen Lebensaltern. Klin. Wochenschr. 1926, Nr. 29.

Untersuchungen zur Molekularpathologie des experimentellen Dünndarmverschlusses, zugleich Beitrag zur Technik der Pfortaderangiostomie und zur pathologischen Physiologie der Wasserentziehung. Zeitschr. f. d. ges. exper. Med. (im Druck).

Über eine einfache Methode zur Bestimmung der aktuellen Reaktion von Eiter und Sekreten, zugleich Beitrag zur physikalischen Chemie der Entzündung. Münch. med. Wochenschr.

b) Vorträge.

Über infizierte Hydronephrose. 7. Tag. d. Vereinig. bayr. Chir. München 1. 7. 1922.

Die präkankerösen Erkrankungen. 8. Tag. d. Vereinig. bayr. Chir. München 7. 6. 1923.

Über Knochenbildung in der Laparotomienarbe. Klin.-wissenschaftl. Abend im Luitpoldkrankenhaus Würzburg 20. 2. 1923.

Zur Operationsmöglichkeit der Streckkontraktur im Fingergrundgelenk. Mittelrhein. Chir. Vereinig. Gießen 9. 6. 1923.

Experimentelle Untersuchung über die Regeneration des Gelenkknorpels. Phys.-med. Ges. Würzburg 18. 6. 1925.

Dasselbe: Mittelrhein. Chir. Vereinig. Jena 4. 7. 1925.

Über den Einfluß der Narkose auf den osmotischen und kolloidosmotischen Druck des Blutes. Mittelrhein. Chir. Vereinig. Wiesbaden Januar 1926.

Zur Molekularpathologie des experimentellen Dünndarmverschlusses. 9. Tag. d. Vereinig. bayr. Chir. München 24. 7. 1926.

Außerdem zahlreiche Arbeiten anderer Assistenten und Doktordissertationen.

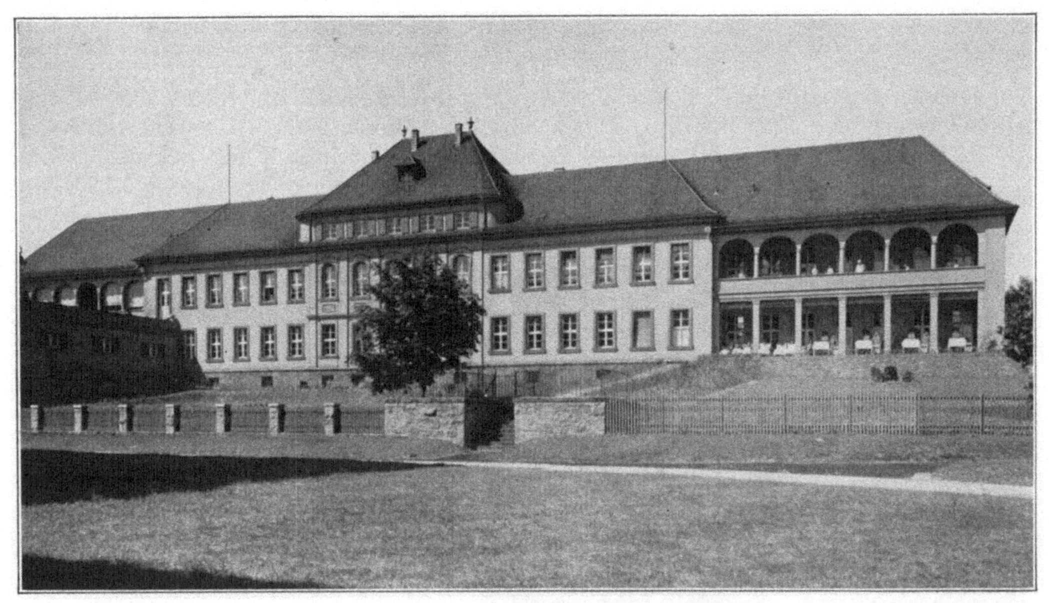

Abb. 20. Gerhardthaus mit Kranken.

Das Gerhardthaus für tuberkulöse Kranke.

Der Plan, den Universitätsinstituten ein Tuberkulosehaus anzugliedern, geht bis 1911 zurück. Bereits 1915 war das Haus im Rohbau fertig. Die Not der Zeit zwang dazu, es zu Wohnungen für Professoren und Assistenten der medizinischen Fakultät zu verwenden; erst das Jahr 1927 brachte die Erlösung. Am 25. Oktober 1927 wurde das Haus, in Anwesenheit zahlreicher Vertreter der Behörden und interessierten Kreise seiner Bestimmung übergeben. Zu Ehren des allzu früh verstorbenen Vorstandes der medizinischen Klinik, Prof. Dr. DIETRICH GERHARDT, welcher sich um die Vorbereitung der Anstalten, deren Direktor er werden sollte, größte Verdienste erworben hat, erhielt es den Namen „Gerhardthaus". Sein Name ist dadurch dauernd mit dem Luitpoldkrankenhaus verbunden (Abb. 21).

Die Gründe für die Verbindung eines solchen Hauses mit den Universitätsanstalten sind einleuchtend. Zahlreich sind heute Sanatorien für Tuberkulöse vorhanden, nicht nur für Lungenkranke, auch für „chirurgische Tuberkulose". Wohl ist es der Wunsch, diese Kranken zu isolieren — aber nicht nur wegen der Ansteckungsgefahr: zahlreiche Kranke auch in jenen Anstalten sind nicht ansteckend. Es ist die Notwendigkeit, den Kranken in geschlossenem Verband gemeinsame Beobachtung und Behandlung zukommen zu lassen, ihnen die notwendige Ruhe, den dauernden Aufenthalt in freier Luft und an der Sonne zu geben, sie nach gemeinsamen Gesichtspunkten zu pflegen, zu beköstigen. Die Lage unseres Krankenhauses auf sonniger Höhe bietet dazu die Grundlage, die unmittelbare Angliederung an die diagnostischen und therapeutischen Hilfsmittel der Universitätsklinik bietet darüber hinaus besondere günstige Verhältnisse.

Das Gerhardthaus, ein westöstlich gerichteter Langbau mit Erd- und Obergeschoß und einigen Zimmern im Mittelgiebel, ist das gegen Norden am weitesten und am höchsten vorgeschobene Gebäude der Anstalten, an der die Krankenräume enthaltenden Südseite mit Liegehallen versehen und mit einem, nur für seine Kranken zugänglichen geräumigen Vorgarten geschmückt. Der Nordseite sind die Korridore zugekehrt, es schaut hier in den großen Park der Anstalt, und bietet mit seinen einfachen schönen Formen den Anblick eines vornehmen Landsitzes. Die Südfront ist in ihrer westlichen Hälfte durch einen breiten gedeckten Gang mit der Haut-

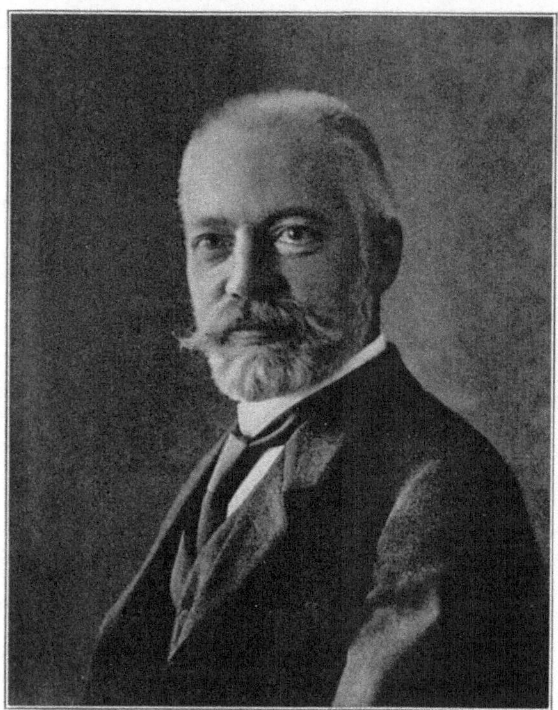

Abb. 21. Prof. Gerhardt †.

kliniksgruppe verbunden. Dieser lange Korridor wird nur von Ärzten und Personal benützt und ist für Besucher geschlossen, welche ausnahmslos das Gerhardthaus direkt zu betreten haben.

Die Einteilung des Hauses ist denkbar einfach. Zimmer mit 1, 2, 4 bis höchstens 6 Betten, Untersuchungs-, Behandlungszimmer, Bad, Teeküche und Nebenräume; dazu die gedeckten Liegehallen; künstliche Höhensonnen. Im ganzen Unterbringungsmöglichkeit für 80—90 Kranke; zur Zeit sind 60—70 Betten belegt.

Diese rekrutieren vorwiegend von der medizinischen und chirurgischen Abteilung; doch haben auch die Hals- und Ohrenabteilung, wie die für Hautkranke einige Betten zur Verfügung. Verwaltungstechnisch untersteht das Haus den Vorständen der medizinischen und chirurgischen Abteilung. Unter den Chefs arbeiten 2 Hilfsassistenten, 8 Schwestern, denen ein paar Dienstmädchen zugeteilt sind.

Die Kranken nehmen an dem ganzen diagnostischen und Behandlungsapparat der Kliniken, mit denen sie durch den geschlossenen Gang verbunden sind, teil; die Röntgendiagnostik und -therapie, die Operationsräume der chirurgischen Klinik sind leicht erreichbar. Die Operierten kommen zur Weiterbehandlung unmittelbar ins Gerhardthaus zurück, die Diät wird ganz besonders geregelt, die neuerrichtete „Diätküche" wird vielfach für die Kranken in Anspruch genommen. Die Freibetten und Ermäßigungen des Luitpoldkrankenhauses finden auch für sie Verwendung. Strenge hygienische Vorschriften sind für das Gerhardthaus besonders erlassen.

Über „Erfahrungen" kann noch nicht berichtet werden. Das kann sicher gesagt werden, daß das Gerhardthaus nach Lage und Einrichtung für Tuberkulose ganz besonders geeignet erscheint.

Klinik, Poliklinik und Abteilung für Ohren-, Nasen- und Kehlkopfkranke.

Von

Prof. Dr. **PAUL MANASSE** †
Vorstand von 1921—1927

ergänzt von

Prof. Dr. **M. MEYER**
stellvertretendem Vorstand.

Jetziger Vorstand
Prof. Dr. **MARX**

Bericht über die Klinik und ihre Tätigkeit in den ersten 3 Jahren ihres Bestehens 1923—1925.

Von

Prof. Dr. **PAUL MANASSE** †
Vorstand der Klinik.

Das Institut zerfällt in 2 Teile, die Klinik und die Abteilung, welche beide getrennte Etats haben.

Die Klinik umfaßt die Poliklinik, sowie alle Räume, welche dem Unterricht und der Forschung dienen, die Abteilung enthält die Krankenzimmer und die dazugehörigen Räume.

Die Klinik.

Den größten Raum nimmt hier die Poliklinik ein, welche einen gesonderten Aufgang und ein eigenes Tor hat. Von dem Aufgang gelangt man direkt über den Korridor in ein großes Wartezimmer, welches an den eigentlichen Behandlungs- bzw. Abfertigungsraum anstößt. Dieser besteht aus einem riesigen Saal, welcher ein großes Mittelfeld hat, in dem einige Schreibtische stehen zur Erledigung der Korrespondenzen. Um diesen Mittelraum herum sind die Abfertigungsräume angeordnet, welche in neun Boxen geteilt sind. Letztere wieder sind durch je eine Holzwand voneinander abgetrennt, haben je ein Fenster und eine Verdunkelungsvorrichtung, so daß die Kranken bei Tageslicht und bei künstlichem Licht untersucht werden können.

Die erste Boxe dicht am Eingang ist die größte, sie enthält einen Schreibtisch, eine Schreibmaschine und einen Behandlungsplatz. Hier werden die Zugänge, d. h. die absolut neuen Patienten, eingeschrieben und entweder vom Vorstand der Klinik oder einem älteren Assistenten untersucht, der Befund in ein poliklinisches Krankenblatt diktiert, welches auch die Diagnose und den Heilplan enthält. Der auf diese Weise Untersuchte wird mit dem Krankenblatt einem jüngeren Assistenten

übergeben, um ihn zu behandeln oder seine Aufnahme zu veranlassen.   Denn die
Poliklinik ist zugleich Aufnahmestation für die Abteilung.

Die übrigen 8 Boxen enthalten je einen Behandlungsplatz, bestehend aus
Untersuchungsstuhl, Drehschemel für den Arzt, Glastisch mit Verbandsachen und
Medikamenten, Instrumententisch mit den einfachsten Untersuchungsinstrumenten,

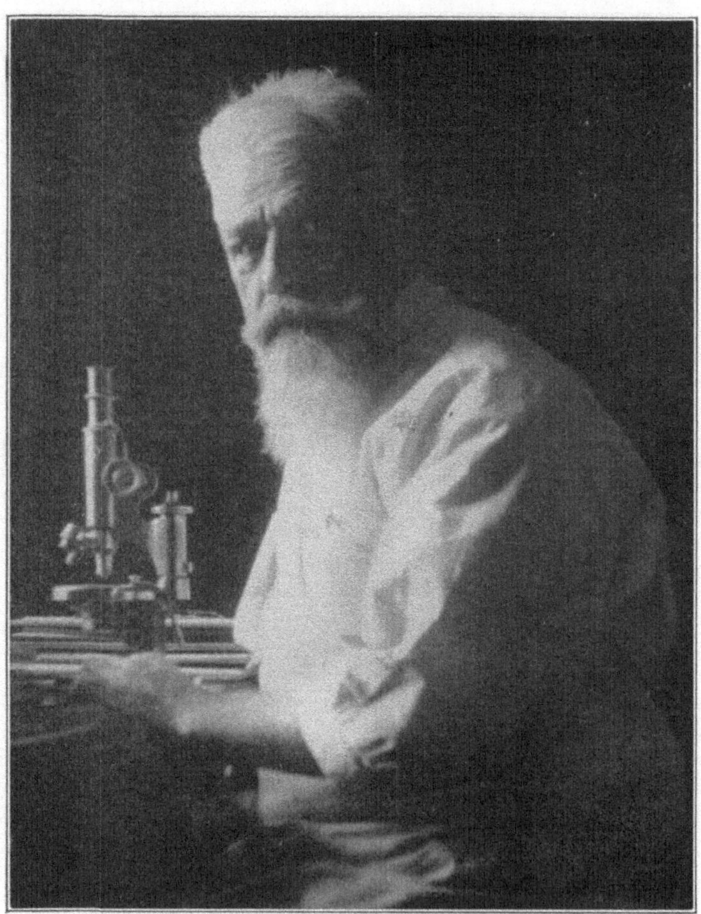

Abb. 22.   Prof. Manasse †.

verstellbare Beleuchtung, kleiner Bunsenbrenner zum Spiegelanwärmen, Wasch-
becken mit kaltem und warmem Wasser, Spülbecken und kleinem Schreibpult.
In diesen 8 Boxen werden dann von Assistenten bzw. Volontärassistenten die in
bestimmten Zeitabständen die Poliklinik aufsuchenden Patienten behandelt.   An der
gegenüberliegenden Wand befindet sich ein großer Kochapparat, Spülapparat,
Waschbecken und einige große Glastische, auf welchen die gereinigten und gekochten
Instrumente ausgebreitet werden.   Den Dienst hier versorgt eine Schwester und ein
Offiziant, welch letzterer zugleich die poliklinischen Krankenblätter unter sich hat.
Neben diesem großen Abfertigungsraum befinden sich noch 2 kleinere Zimmer mit
elektrischen Apparaten, Kopflichtbad und Höhensonne.   Ein gesonderter Ausgang
aus der Poliklinik sorgt dafür, daß Hereinkommende und herausgehende Patienten
nicht aufeinanderstoßen.   Neben dem Wartezimmer befindet sich noch ein Ausruh-
zimmer, in welchem ambulant operierte Patienten auf gepolsterten Lederlagern
sich ausruhen.

Auf diese große poliklinische Abteilung folgt ein großer Saal von 14 m Länge, welcher einem doppelten Zweck dient: Er ist

1. ein Funktionsprüfungsraum,
2. ein Kurssaal.

Die Funktionsprüfung umfaßt in erster Linie die Hörprüfung und 2. die Gleichgewichtsprüfung.

Zum Zweck der Schalldämpfung ist der Boden mit Korklinoleum belegt, die beiden Türen sind mit Doppeltüren aus Stoff versehen zum Abhalten der außerhalb des Raumes entstehenden Geräusche. Der Fußboden des Raumes enthält eine Metereinteilung, welche es ermöglicht die Hörweite der Ohrenkranken festzustellen. Ferner befindet sich in der Mitte ein großer Tisch, auf dem an der einen Seite die Kasten mit Stimmgabeln zur genaueren Hörprüfung liegen, auf der anderen Seite die Instrumente zur Prüfung des Gleichgewichtsinnes. Dieser letzteren dient auch ein danebenstehender Drehstuhl. Die sämtlichen Wände dieses Raumes sind besetzt mit Untersuchungsplätzen, 28 an der Zahl, jeder ausgestattet mit einem Glastisch, einer Beleuchtungslampe, einem Spiegelanwärmer, einem eisernen Stuhl für die Patienten und einem Drehsessel für den Arzt. Über jedem Platz befindet sich eine kleine schwarze Tafel zum Aufzeichnen des Trommelfell- bzw. Kehlkopfbildes. An der Schmalseite findet sich eine große Tafel, welche demselben Zweck dient. So ist also dieser Raum geeignet für den Spiegelkurs, in welchem die Studierenden Gelegenheit haben unter Leitung des Vorstandes und seiner Assistenten das Technische für die Untersuchung der Ohren-, Nasen- und Halskranken zu lernen. Der ganze Raum ist zum Verdunkeln eingerichtet.

Unter diesem Raum in der Poliklinik befinden sich im selben Gebäude Teile der Kinderklinik, sowie die Männerabteilung unserer Klinik.

Von weiteren Räumen, welche dem Unterricht und der Forschung dienen, ist zunächst zu nennen das Laboratorium. Dieses besteht aus einem Mikroskopiersaal mit 7 recht umfangreichen Arbeitsplätzen, Gas- und Wasserleitung und elektrischem Licht. Die Plätze sind außerordentlich bequem eingerichtet und erlauben sowohl die Anfertigung, wie die Untersuchung mikroskopischer Präparate. Daneben findet sich ein Zimmer, welches außer einem großen Fensterplatz, welcher ebenfalls zum Mikroskopieren dient, einen großen Mitteltisch enthält, auf welchem 4 Mikrotome stehen. Hier werden die frischen Sachen mit Gefriermikrotom, die fixierten Objekte in Paraffin oder Zelloidin geschnitten. Es folgt dann ein Zimmer für chemische Untersuchung, welches mit Digestorium und sonstigen Utensilien ausgestattet ist. Hier hat auch der Präparator seinen Platz, welcher mikroskopische Präparate anfertigt, die makroskopischen Präparate aufstellt und ordnet und die Sammlung unter sich hat. Es folgt als 4. Raum des Laboratoriums das bakteriologische Zimmer, welches 2 moderne Brütöfen, Trocken-Sterilisierungsapparat, Glasschränke, sowie einen Mikroskopierplatz für den bakteriologischen Assistenten enthält. Das ganze Laboratorium ist mit allen nötigen Instrumenten besonders 18 Mikroskopen und allem, was dazu gehört, in bester Weise ausgestattet. Gegenüber dem Laboratorium liegt ein großes Zimmer für den Vorstand der Klinik, welches einen Schreibtisch, einen Mikroskopiertisch, sowie einen Untersuchungsplatz für Kranke enthält. Neben diesem Raum liegt ein kleines Wartezimmer. An das Laboratorium grenzt eine recht große und bequem ausgestattete Bibliothek mit 6—8 Arbeitsplätzen, ausgerüstet mit allen älteren und neueren Zeitschriften und Monographien unseres Faches. Auf demselben Korridor endigt der Separataufgang für die Studierenden, er mündet auf die Garderobe, welche nur für Studenten bestimmt ist. Dicht daneben ist der Eingang in den Hörsaal. Dieser stellt einen großen Raum dar mit 125 amphitheatralisch aufsteigenden Sitzplätzen, elektrischer Verdunkelung, großen Glastischen, Untersuchungsplatz, Demonstrationstafel und einer großen weißen Wandfläche für die beiden Projektionsapparate. Von letzteren dient der eine der Epidiaskopie und

Darstellung von Diapositiven, der andere der Mikroprojektion. Beides sind ausgezeichnete Apparate aus der Fabrik von Zeiß in Jena.

In den Kellerräumen findet sich noch ein Tierstall mit Tieroperationszimmer, sowie ein Aufenthaltsraum für Assistenten.

Dem Hörsaal gegenüber liegt neben einem kleinen Zimmer, in welchem die in der klinischen Vorlesung vorzustellenden Patienten warten, die Sammlung.

In ihr werden hauptsächlich diejenigen Präparate aufbewahrt, welche dem Unterrichte zu Demonstrationszwecken dienen. Sie zerfällt in die makroskopische und die mikroskopische Sammlung. In ersterer befinden sich meist in Gläsern aufgestellt in 3 großen Glasschränken gut übersichtliche Präparate, welche die normale und die pathologische Anatomie der Ohren-, Nasen- und Kehlkopfkrankheiten betreffen. Sie können teils in den Schränken stehend studiert werden, meist von Assistenten und älteren Ärzten, und können auch in den großen Hörsaal gebracht und den Studierenden demonstriert werden. Ein weiterer Schrank enthält die mikroskopische Sammlung, welche zum größten Teil noch aus der Straßburger Tätigkeit des Berichterstatters herrührt. In ihr sind fast sämtliche Erkrankungen der Ohren-, Nasen- und Kehlkopfkrankheiten in Musterpräparaten aufbewahrt in der Weise, daß eine große Anzahl von flachen Schubladen je eine Erkrankung in den verschiedensten Varietäten enthält. Jede Schublade hat die Aufschrift, welche der betreffenden Erkrankung entspricht, so daß jederzeit kurz vor der Vorlesung durch den Präparator die betreffende Schublade herausgenommen und in den Hörsaal gebracht wird, wo dann während der Vorlesung die Präparate projiziert werden. Eine große Anzahl von Tafeln, Abbildungen usw. vervollständigt die Sammlung.

So viel über die äußere Einrichtung der wissenschaftlichen Abteilung der Klinik.

Was den

Unterricht

in dieser Abteilung anbetrifft, so geht derselbe auf folgende Weise vor sich:

Die Studierenden müssen, bevor sie die klinischen Vorlesungen besuchen, einen Anfänger- oder Spiegelkurs durchmachen, in welchem sie unter Beihilfe zahlreicher Assistenten vom Vorstand der Klinik in dem Gebrauch des Ohren-, Nasen- und Kehlkopfspiegels unterwiesen werden. 2 mal wöchentlich je eine Stunde haben sie nach einer kurzen Einführung Gelegenheit an einem großen Material das normale und das krankhafte Bild von Trommelfell, Nase, Rachen und Kehlkopf zu studieren. Diese Anfänger-Vorlesung findet im Kurssaal statt, in welchem meist alle 28 Plätze von Patienten besetzt sind, welche sämtlich von jedem Kursteilnehmer untersucht werden müssen.

Erst wenn die Untersuchungstechnik dem Studierenden vertraut ist, darf er an der klinischen Vorlesung teilnehmen. Diese wird in der Weise abgehalten, daß, wie in anderen Kliniken, die Studierenden als Praktikanten aufgerufen werden, um dann die Anamnese sowie den Status bei dem vorgestellten Patienten aufzunehmen. Es schließt sich daran jedesmal eine längere oder kürzere Aussprache seitens des Dozenten über Ätiologie, pathologische Anatomie, klinische Symptome, Diagnose, Therapie und Prognose der betreffenden Krankheit meist unter Vorführung von makroskopischen und mikroskopischen Projektionen. Diese klinische Vorlesung findet 3 mal wöchentlich je eine Stunde statt, in welcher jedesmal 2—5 Kranke vorgestellt werden.

Während diese beiden Vorlesungen durch den Vorstand selbst abgehalten werden, liest der Privatdozent der Klinik eine Einführung in das Gebiet der Ohren-, Nasen- und Kehlkopfkrankheiten ein Kolloquium für Geübtere, sowie eine Vorlesung für Studierende der Zahnheilkunde.

Der ganze soeben geschilderte Unterricht ist lediglich für die Studierenden bestimmt.

Was den Unterricht und die Fortbildung der an der Klinik tätigen Ärzte anbetrifft, so ist er ähnlich geregelt wie in anderen Kliniken auch: Die jüngeren Kollegen müssen teils durch Zusehen, teils durch eigene Tätigkeit im täglichen Betriebe der Klinik und Abteilungen für ihr Spezialfach ausgebildet werden. Die Volontäre werden der Poliklinik und den Abteilungen zugeteilt und lernen hier die Diagnostik und die Therapie der Ohren-, Nasen- und Kehlkopfkrankheiten. Dabei werden sie gehalten, nicht nur die das Sonderfach betreffenden Untersuchungen vorzunehmen, sondern sich auch in den übrigen klinischen Untersuchungsmethoden, ferner in den bakteriologischen, mikroskopischen, besonders pathologisch-anatomischen Untersuchungen auszubilden.

Die letztgenannten Arbeitsmethoden führen die Ärzte auf die besondere Laboratoriumsarbeit hin, welche im wesentlichen der Forschung dient. Zu diesem Zweck sind die schön eingerichteten Laboratoriumsräume außerordentlich geeignet. In ihnen werden nicht nur von den angestellten Herren der Klinik, sondern auch von einer Reihe von auswärtigen Ärzten, Deutschen und Ausländern, Sonderuntersuchungen ausgeführt, welche der wissenschaftlichen Forschung dienen. Hier sind die weiter unten angeführten Arbeiten entstanden und hier wird täglich aufs neue daran gearbeitet dem mehr theoretischen Teile unseres Faches zu dienen.

Bei der Schilderung der

Krankenabteilung

muß vorausgeschickt werden, daß in dem ersten Plan projektiert war, 2 Kliniken zu errichten, eine für Ohrenkranke, eine zweite für Nasen- und Kehlkopfkranke entsprechend den beiden Lehraufträgen; für Ohrenheilkunde einerseits, für Kehlkopf- und Nasenheilkunde andererseits, welche vor der Berufung des Berichterstatters an der Universität Würzburg vorhanden waren. Diesem Plan entsprechend waren im Jahr 1919 die Umfassungsmauern der beiden getrennten Kliniken begonnen worden und erst durch die Zusammenlegung der beiden Professuren war Gelegenheit gegeben ein einheitliches Institut für Ohren-, Nasen- und Kehlkopfkranke zu schaffen. Zu diesem Ende mußten selbstverständlich die ganzen bisherigen Baupläne umgestaltet und die beiden getrennt angelegten Kliniken vereinigt werden. Dies geschah in zweckmäßiger Weise durch Ausbau eines Verbindungsbaues mit Durchfahrt (s. Abb. 3).

Abteilung für Ohren-, Nasen- und Kehlkopfkranke.

Die Krankenabteilung setzt sich zusammen aus vier Stationen für Männer, Frauen, Kinder und Privatpatienten, jede mit einem Abfertigungszimmer versehen. Die erstere, die Männerstation, enthält drei kleinere und einen größeren Raum, die kleineren belegt mit 3, 4 und 5 Betten, der Saal mit 12 Betten. Alle Zimmer sind mit Wascheinrichtung versehen, sind aber ihrem Rauminhalt nach viel zu stark belegt, auch fehlt ein Tagesraum, welcher im Anfang vorgesehen wurde, aber sehr bald mit Betten belegt werden mußte.

Ähnlich verhält es sich mit der Frauenstation, welche aus 2 kleineren Zimmern à 4 Betten und einem größeren Saal zu 11 Betten besteht. Auch hier mußte der Tagesraum sehr bald in ein Krankenzimmer mit 4 Betten umgewandelt werden.

Die Kinderstation hat ein Spielzimmer und 2 Krankenräume, einen mit 7 und einen mit 13 Betten. Auch hier stehen die Betten viel zu eng, überall fehlt der Raum.

Die Männerstation einerseits, die Kinder- und Frauenstation andererseits liegen weit auseinander, erstere stößt an die Kinderklinik, letztere ist mit einem Teil der Hautklinik in einem Gebäude untergebracht. Es liegt also die ganze wissenschaftliche Abteilung, Laboratorium, Hörsaal usw. zwischen diesen beiden Stationen.

Die Privatstation liegt im 1. Stockwerk des Flügels, welcher die Männerstation im Erdgeschoß hat. Sie besteht aus 4 Zimmern mit je einem Bett und 3 Zimmern mit je 2 Betten. Ihr angegliedert ist eine Studentenabteilung mit 3 Betten. Ferner haben wir noch eine Infektionsabteilung bestehend aus einem kleinen Operationsraum, 3 Zimmern mit je einem Bett und Badezimmer. Im letzten Jahre haben wir fast andauernd auch diese Infektionsabteilung mit nichtinfizierten Patienten belegen müssen, haben sogar in dem Operationsraum noch 5 Betten aufgestellt. Wir haben deshalb im ganzen jetzt 82 Betten, doch auch die genügen nicht immer, so daß wir gelegentlich gezwungen waren, Badezimmer und sonstige Nebenräume mit Betten zu belegen. Die höchste Belegzahl war 94 Patienten.

Es sind dann noch einige Abteilungen zu erwähnen, welche sowohl dem poliklinischen Betriebe, wie den Krankenstationen dienen sollen.

Zunächst die Operationsabteilung. Sie liegt nach der Nordseite zu auf demselben Korridor wie die Privatabteilung, wenige Schritte entfernt von der Poliklinik. Sie besteht aus 4 Räumen: 1. dem Vorbereitungszimmer, in welchem die Patienten rasiert, kokainisiert und auf sonstige Weise vorbereitet werden, dann folgt ein kleineres Zimmer mit elektrischem Apparat zur Herstellung von sterilem Wasser und steriler Kochsalzlösung, in welchem auch ein Instrumentenschrank aufgestellt ist, sodann folgt der große Operationssaal für größere Operationen, besonders für diejenigen, welche an den liegenden Kranken ausgeführt werden. Daneben liegt der kleinere Operationssaal, in welchem kleinere operative Eingriffe am sitzenden Patienten ausgeführt werden. Die ganze Anlage muß als außerordentlich wohlgelungen angesehen werden, die Operationssäle sind hell, sauber, gekachelt, mit Verdunkelung versehen. Die Hauptinstrumentenschränke sind in die Wände der beiden Operationsräume eingelassen, gut erreichbar, dicht bei den Kochapparaten. Auch alle Nebeneinrichtungen, Waschgelegenheiten, Spülbecken, Ventilation usw. sind in genügender Weise vorhanden.

Der Operationsabteilung angegliedert ist ein Sterilisierraum mit 2 Dampfsterilisationen, sowie ferner die Röntgenabteilung. Letztere hat einen großen Saal mit Diagnostik- und Therapieapparat, Entwicklungszimmer usw., alles praktisch und modern eingerichtet.

Die 2. Abteilung, die sowohl der Poliklinik wie den Krankenabteilungen dient, ist das Inhalatorium. Dieses besteht aus einem größeren Saal mit zentralgelegenem elektrisch getriebenem Zerstäuber, geplättet und gekachelt, an der Peripherie mit Lehnstühlen besetzt. Daneben befindet sich das Einzelinhalatorium, in welchem vier Plätze, durch Porzellanplatten voneinander abgetrennt, aufgestellt sind. An jedem Platz steht je ein Apparat, so daß vier Patienten zu gleicher Zeit getrennt voneinander inhalieren können.

Dies wäre im ganzen die Schilderung der Klinik und ihrer Einrichtung.

Vor die Frage gestellt, ob sich Bau und Ausstattung in diesen ersten Jahren des Bestehens bewährt haben, so kann man im allgemeinen sagen, daß man damit zufrieden sein kann und es eine Freude ist, in diesem Institut zu arbeiten.

Besonders glänzend gelungen sind die wissenschaftlichen Abteilungen: Poliklinik, Hörsaal, Kurssaal, Laboratorium, Operationsabteilung und Inhalatorium müssen direkt als mustergültig angesehen werden. Universitätsreferenten, Professoren und Baumeister aus allen Teilen Deutschlands und zum Teil auch des Auslandes kommen her, besichtigen den Bau oder lassen sich die Pläne schicken, um nach diesem Muster Kliniken des gleichen Faches anzulegen. Als im März 1924 die Vereinigung südwestdeutscher Hals-, Nasen- und Ohrenärzte hier in unserer Klinik tagte, wurde allgemein der Überzeugung Ausdruck gegeben, daß dies die schönste Klinik unseres Sonderfaches wäre.

Das Einzige, was gelegentlich zu Bedenken Anlaß gibt, sind die Krankenabteilungen. Schon die Auseinanderziehung der Krankenräume auf weiter Entfernung hat sehr viel Unannehmlichkeiten mit sich gebracht. Noch schlimmer ist aber die ungenügende Bettenzahl oder vielmehr die stetige Überbelegung der vorhandenen Krankenräume. Die eigentümliche Anlage des Baues, welcher zum Teil mit der Kinderklinik, zum anderen Teil mit der Hautklinik vereinigt ist, bringt sehr viel Unbequemlichkeiten und Störungen mit sich. Es wäre selbstverständlich viel praktischer gewesen die ganze Klinik in einem einzigen großen Hause, streng abgeschieden von anderen Kliniken, zu errichten. Das Ganze ist bedingt durch die Geschichte der ganzen Bauanlage und vorerst nicht zu ändern. Anders verhält es sich mit dem Platzmangel. Die Klinik ist viel zu stark belegt, die Betten stehen viel zu eng beieinander, Infektionen von Bett zu Bett sind an der Tagesordnung, Tagesräume fehlen fast vollständig, selbst die Infektionsabteilung ist fast andauernd mit nichtinfizierten Patienten belegt.

Jedoch ist Hoffnung vorhanden, daß diesem letzteren Übelstande, dem Bettenmangel, Abhilfe verschafft wird 1. dadurch, daß in Bälde die isolierte Tuberkuloseabteilung des Krankenhauses eröffnet wird und dadurch die Möglichkeit gegeben, die floriden Kehlkopftuberkulosen aus der Klinik herauszubekommen. Zum 2. ist durch Verhandlungen mit dem Staatsministerium Aussicht vorhanden, daß in absehbarer Zeit der 2. Stock über dem an die Kinderklinik anstoßenden Teile unserer Klinik ausgebaut wird [1].

Nachtrag für die Zeit von 1926—1927 zu dem vorstehenden Bericht.

Von

Prof. Dr. MAX MEYER

1. Assistenten, z. Z. stellvertretendem Leiter der Klinik.

Nachdem der Berichtszeitraum nachträglich ausgedehnt wurde, muß dem von Herrn Professor MANASSE abgefaßten Teile noch ein Nachtrag beigefügt werden. Leider sollte Herr Professor MANASSE nur die Erfüllung eines Teiles der im letzten Absatz ausgesprochenen Hoffnungen für den Ausbau noch selbst erleben, da er im September 1927 auf einer Reise plötzlich starb und so die Vergrößerung seiner schönen und von ihm so sehr geliebten Klinik nicht bis zu Ende überwachen konnte. Da die Überbelegung zu vollkommen unhaltbaren Zuständen geführt hatte, entschloß sich das Staatsministerium zum Ausbau des Dachgeschosses über dem an die Kinderklinik anstoßenden Teile unseres Institutes, und es entstand dort eine 2. Männerabteilung mit 18 Betten, die ebenso wie die übrigen Stationen mit Behandlungszimmer und allen Nebenräumen ausgestattet ist. Neben einem größeren Saale mit 10 Betten, sind mehrere kleine Zimmer vorhanden, so daß hier auch Schwerkranke gut isoliert werden können. Die Ausführung des Baues übertrifft an Solidität den der übrigen Stationen, was darin seine Begründung findet, daß jetzt wieder vollwertiges Material zur Verfügung steht, was während des übrigen Baues zur Inflationszeit nicht immer der Fall war. Dafür sind allerdings, da im Dachgeschoß gelegen, die Räume etwas niedriger und die Fenster kleiner, als auf den anderen Stationen. Der Ausbau ist aber als durchaus gelungen zu bezeichnen und hat sich seit seiner Eröffnung im Mai 1927 gut bewährt.

Die Erfüllung seines zweiten Wunsches, die Tuberkulösen vollkommen von den anderen Kranken zu trennen, sollte Herr Professor MANASSE leider nicht mehr

---

[1] Beides ist inzwischen geschehen, und damit für die berechtigten Klagen Abhilfe geschaffen. (Vgl. die folgenden Ausführungen von Prof. MEYER.)

erleben. In dem Tuberkulosehause des Krankenhauses, dem Gerhardtbau, der im Oktober 1927 eröffnet wurde, bekam die Klinik eine eigene Station, bestehend aus 3 Zimmern mit einem Behandlungszimmer. Es stehen zusammen 12 Betten zur Verfügung. Die schönen, hellen, luftigen, freundlichen Räume entsprechen allen hygienischen Anforderungen, und unsere anderen Stationen sind stark entlastet.

Durch diese Erweiterungen der Klinik sind jetzt 110 Betten vorhanden, die zur Zeit für die Krankenzahl gerade genügen. Der größte Teil, der durch zu enge Belegung der vorhandenen Räume entstandenen von Herrn Professor MANASSE in seinem Berichte erwähnten Mängel, ist jetzt beseitigt, und die Patienten sind in den schönen Räumen in durchaus angemessener Weise untergebracht.

Personal der Klinik.

Der ärztliche Dienst wird in der Klinik und Abteilung außer von dem Vorstand der Klinik von einer großen Anzahl von Assistenten und Volontären ausgeübt.

Fest angestellt (mit Bezahlung) sind jetzt 2 ordentliche Assistenten, 2 außerordentliche Assistenten, 2 Hilfsassistenten und 1 Hilfskraft. Dazu kommt ein kommandierter Stabsarzt der Reichswehr, sowie gewöhnlich 6—10 Volontäre. Von den Assistenten ist der erste (Dr. MAX MEYER) als Privatdozent seit Anfang 1923 habilitiert.

Der Wechsel der übrigen Herren war kein sehr großer, weil die angestellten Herrn gewöhnlich 3—4 Jahre bleiben müssen, um selbständig in erfolgreicher Weise die Praxis in unserem Sonderfach auszuüben. Meistens treten die jungen Ärzte als Volontäre ein, um dann je nach dem Freiwerden einer bezahlten Stellung in diese aufzurücken. Oft kommt es auch vor, daß die Herren, wenn sie einige Zeit hier Volontäre waren, an andere befreundete Kliniken abgegeben werden.

Außer dem ärztlichen Personal haben wir in der Röntgenabteilung eine Röntgenassistentin, in der Poliklinik eine Schwester und einen Offizianten, in der Klinik 13 Schwestern und eine Schreibschwester, welche sowohl für die Abteilung, wie für die Poliklinik arbeitet. Ferner haben wir noch einen Operationswärter, sowie einen Präparator für Laboratorium, Sammlung und Vorlesung. Schließlich haben wir noch 8 Dienstmädchen, eine für die Poliklinik und 7 für die stationären Abteilungen.

Die Röntgeneinrichtung der Klinik.

Von

Dr. PAUL KNOCHE

Assistenten der Klinik.

Der Röntgenapparat der Klinik ist der Hochspannung-Ideal-Gleichrichter „Heliopan" von der Firma Siemens-Reiniger-Veifa. Durch einfache Umschaltung kann der Apparat aus der Stellung für Diagnostik in eine solche für Therapie umgestellt werden.

Die Eigenart unseres Spezialfaches hat auch in der Röntgendiagnostik zu besonderer Aufnahmetechnik für die in Frage kommenden Körperteile geführt. Die wichtigsten Aufnahmestellungen sollen hier kurz angeführt werden. Um eine isolierte Aufnahme des Warzenfortsatzes zu erreichen, liegt das aufzunehmende Ohr auf einer schiefen Ebene, wodurch störende Knochenüberlagerungen ausgeschaltet werden. Zur Verwendung kommt ein Tubus von geringem Durchmesser, um Streustrahlen nach Möglichkeit abzufangen. Diese Aufnahmetechnik ermöglicht einen guten Überblick des Warzenfortsatzes und läßt die pathologischen Vorgänge bei einer Mittelohrerkrankung gut erkennen.

Zur Feststellung krankhafter Veränderungen der Nasennebenhöhle verwenden wir die okzipito-frontale Aufnahmerichtung. Wird eine isolierte Aufnahme der Stirnhöhlen notwendig, so wird der Kopf aus dieser Aufnahmerichtung etwas hochgestellt. Die Stirnhöhle erscheint dann wohl auf der Röntgenplatte etwas vergrößert als ihrer natürlichen Ausdehnung entspricht, ist aber vollkommen frei von Überlagerungen, gleichzeitig wird auch ein guter Überblick über das Siebbeinlabyrinth ermöglicht. Zur Aufnahme der Keilbeinhöhlen bedienen wir uns einer kleinen Kassette, die nach Anästhesierung des Rachens in den Mund bis zur Rachenhinterwand eingeführt wird. Die Keilbeinhöhlen erscheinen dann auf dem Film getrennt voneinander und frei von Knochen- und Weichteilüberlagerung.

Außerdem kommen noch Aufnahmen der Felsenbeinspitze, der Schädelbasis, des Schädeldaches, des Ober- und Unterkiefers, der Zähne, der Halswirbel, des Kehlkopfes, der Trachea, der Lungen, des Herzens und des Ösophagus zur Ausführung, sowie Durchleuchtung der Lunge und des Ösophagus.

Bei den von der Augenklinik wegen Verletzung des Auges durch Fremdkörper überwiesenen Patienten werden nach Aufsetzung einer Wesselyschale die okzipito-frontale und seitliche Aufnahme, letztere mit Blickwechsel angefertigt.

Zum Röntgenbestrahlen kommen alle Tumoren bzw. Drüsen, die an den Ohren, Nasennebenhöhlen und oberen Luftwegen lokalisiert sind. Als Bestrahlungsstativ dient das neueste Modell von Professor WINTZ, die sog. WINTZsche Kanone, die durch den die Röhre umgebenden Bleizylinder einen sicheren Strahlenschutz gewährt. Der Bleizylinder ist nach fast allen Richtungen leicht verstellbar, desgleichen der Bestrahlungstisch. Die Tischplatte des letzteren kann mittels einer Ölpumpe leicht nach oben und unten bewegt werden.

Als Meßinstrument der H. E. D. dient das Hammerdosimeter. Die Meßkammer kann durch eine Haltevorrichtung leicht in den Tubus eingeführt werden und bleibt auch während der Bestrahlung liegen. Durch eine sinnreiche Einrichtung kann man während der Bestrahlung jederzeit die gegebene Prozentzahl der H. E. D. ablesen. Wir werden so genau unterrichtet, wieviel Röntgenstrahlen das zu bestrahlende Gebiet erhält. Die Nacheichung wird mit dem Standardmeßinstrument der Universitäts-Eichstelle von Zeit zu Zeit vorgenommen. — Die Röntgeneinrichtung hat sich in ihrer jetzigen Ausführung gut bewährt.

Krankenbewegung in der Universitäts-Poliklinik.

Seit Eröffnung der Poliklinik für Ohren-, Nasen- und Kehlkopfkranke im Luitpoldkrankenhaus am 1. 3. 1923 bis zum 31. 1. 1928 haben 22 318 Patienten die Poliklinik aufgesucht. In dieser Zeit sind im ganzen 80 929 einzelne Behandlungen gemacht worden, so daß die einzelnen Kranken etwa 4—5 mal behandelt wurden. Der Krankenzugang und die ambulanten Behandlungen verteilen sich auf die einzelnen Jahre folgendermaßen:

1923 (ab 1. 3.)	2811	Kranke mit	11 764	Behandlungen	
1924	4088	,,	,,	14 253	,,
1925	4694	,,	,,	16 340	,,
1926	4947	,,	,,	18 517	,,
1927	5053	,,	,,	18 305	,,
1928 (bis 31. 1.)	725	,,	,,	17 50	,,

Zusammen: 22 318 Kranke mit 80 929 Behandlungen.

Krankenbewegung in der Universitäts-Klinik.

Bei der Zusammenstellung wurde der Zeitraum von Eröffnung der Klinik am 1. 3. 1923 bis zum 31. 1. 1928 erfaßt. In dieser Zeit haben Kranke in der Klinik Aufnahme gefunden und zwar:

$$
\begin{array}{ll}
1923 \ldots \ldots \ldots \ldots & 796 \ \text{Kranke} \\
1924 \ldots \ldots \ldots \ldots & 1425 \quad ,, \\
1925 \ldots \ldots \ldots \ldots & 1812 \quad ,, \\
1926 \ldots \ldots \ldots \ldots & 1893 \quad ,, \\
1927 \ldots \ldots \ldots \ldots & 2082 \quad ,, \\
1928 \ (\text{bis } 31. \ 1.) \ \ldots \ldots & 210 \quad ,,
\end{array}
$$

Zusammen: 8218 Kranke.

Die Erkrankungen derentwegen im gesagten Zeitraum die zur Aufnahme gekommenen Kranken behandelt wurden, verteilen sich im einzelnen folgendermaßen:

A. Ohr.

1. Erkrankungen des äußeren Ohres und Trommelfelles.

$$
\begin{array}{ll}
\text{Ekzem usw.} \ldots \ldots \ldots \ldots & 188 \ \text{Fälle} \\
\text{Lupus} \ldots \ldots \ldots \ldots & 1 \ \text{Fall} \\
\text{Tumoren usw.} \ldots \ldots \ldots & 11 \ \text{Fälle} \\
\text{Traumen} \ldots \ldots \ldots \ldots & 6 \quad ,, \\
\text{Fremdkörper} \ldots \ldots \ldots & 7 \quad ,, \\
\text{Mißbildung der Ohrmuschel} \ldots & 3 \quad ,,
\end{array}
$$

2. Mittelohr.

Akute Entzündungen (einseitig und doppelseitig) 683 Fälle
Chronische Entzündungen (wie vor) 938   ,,
Dazu Tuberkulose 24   ,,

Durch Komplikationen wurden hievon betroffen:

$$
\begin{array}{lll}
24 \ \text{Fälle mit} & \text{Meningitis} \\
10 \quad ,, \quad ,, & \text{Schläfenlappenabszeß} \\
3 \quad ,, \quad ,, & \text{Kleinhirnabszeß} \\
25 \quad ,, \quad ,, & \text{Sinusthrombose} \\
3 \quad ,, \quad ,, & \text{Kavernosusthrombose} \\
98 \quad ,, \quad ,, & \text{Ostitis mastoidea} \\
8 \quad ,, \quad ,, & \text{Ostitis des Felsenbeines} \\
2 \quad ,, \quad ,, & \text{Bezoldsche Mastoiditis} \\
48 \quad ,, \quad ,, & \text{Cholesteatom} \\
6 \quad ,, \quad ,, & \text{Labyrinthfistel}
\end{array}
$$

Außerdem: Fremdkörper im Mittelohr 1 Fall
Tumoren des Mittelohres 4 Fälle.

3. Inneres Ohr.

$$
\begin{array}{ll}
\text{Labyrinthäre Schwerhörigkeit} \ldots \ldots & 73 \ \text{Fälle} \\
\text{Labyrinthitis} \ldots \ldots \ldots \ldots & 8 \quad ,, \\
\text{Neuritis acustica} \ldots \ldots \ldots & 8 \quad ,, \\
\text{Ostosklerose} \ldots \ldots \ldots \ldots & 7 \quad ,,
\end{array}
$$

B. Kehlkopf.

Entzündungen: a) akut . . . . 56 Fälle
　　　　　　　b) chronisch . . . . 286 ,,
　　　　　　　Lupus . . . . 8 ,,
　　　　　　　Tuberkulose . . . . 163 ,,
　　　　　　　Lues. . . . . 6 ,,
Tumoren:　　a) gutartig. . . . . 41 ,,
　　　　　　　b) bösartig. . . . . 31 ,,
Lähmungen:　a) organisch . . . . 52 ,,
　　　　　　　b) funktionell . . . . 23 ,,
　　　　　　　Stenosen. . . . . 13 ,,
　　　　　　　Fremdkörper im Larynx. . . . . . 5 ,,
　　　　　　　Verätzung . . . . 1 Fall
　　　　　　　Trachealtumor . . . . 1 ,,
　　　　　　　Trachealpolyp . . . . 1 ,,
　　　　　　　Glottisödem . . . . 6 Fälle

C. Nase und Nebenhöhlen.

Erkrankungen der äußeren Nase . . . . 65 Fälle
Verletzungen der äußeren Nase . . . . 10 ,,
Lupus . . . . 15 ,,
Lues. . . . . 11 ,,
Tuberkulose . . . . 9 ,,
Tuberculoma septi . . . . 5 ,,
Verbiegungen der Nasenscheidewand . . . . . . 1056 ,,
Nasenbluten . . . . 50 ,,
Entzündungen: a) hypertrophische. . . . . 697 ,,
　　　　　　　b) atrophische. . . . . 82 ,,
Tumoren:　　a) gutartig . . . . 71 ,,
　　　　　　　b) bösartig . . . . 46 ,,
　　　　　　　Rhinophym . . . . 2 ,,
　　　　　　　Fremdkörper in der Nase. . . . . 3 ,,
　　　　　　　Abszeß der Nasenscheidewand . . 17 ,,
Nebenhöhlen:　a) Kieferhöhle
　　　　　　　　1. akute Entzündungen . . . . 149 ,,
　　　　　　　　2. chronische Entzündungen . . 452 ,,
　　　　　　　b) Stirnhöhle
　　　　　　　　1. akute Entzündungen . . . . 87 ,,
　　　　　　　　2. chronische Entzündungen . . 71 ,,
　　　　　　　c) Siebbein . . . . 139 ,,
　　　　　　　d) Keilbein . . . . 7 ,,
　　　　　　　Supraorbitalneuralgie . . . . . . 27 ,,
Besonderheiten: Tumor cerebri . . . . 5 ,,
　　　　　　　Knochenbildung in der Stirnhöhle 1 Fall
　　　　　　　Zystenbildung in der Stirnhöhle . 1 ,,

D. Mund, Rachen, Nasenrachenraum, Schädel.

Vergrößerung der Rachenmandel . . . . 3157 Fälle
Vergrößerung der Gaumenmandeln . . . . 677 ,,
Chronische Entzündung der Gaumenmandeln . . . . 580 ,,
Davon mit Komplikationen (Nephritis, Endokarditis usw.) . 47 ,,

Peritonsillarabszeß . . . . 106 Fälle
Retropharyngealabszeß . . . .   3 „
Tuberkulose . . . . 15 „
Lues . . . . 18 „

Tumoren: a) gutartig . . . .   7 Fälle
         b) bösartig . . . .   9 „
         Nasenrachenfibrom . . . . . . 12 „
         Angina . . . . 103 „
         Pharyngitis . . . . 148 „
         Fazialisparese . . . . 11 „
         Schädeltraumen . . . . 17 „
         Schädelerkrankungen . . . . .   5 „
         Besonderheiten . . . . 36 „

Folgende Arbeiten wurden aus der Klinik für Ohren-, Nasen- und Kehlkopfkranke in den Jahren 1923—1927 veröffentlicht:

1. Prof. Dr. MANASSE:

1. Über traumatische Zysten des Gesichtes.
2. Neue Untersuchungen zur Otosklerosenfrage.
3. Über eine eigentümliche Art der Knocheneinschmelzung in der menschlichen Labyrinthkapsel.
4. Über die Empfindlichkeit des Trommelfells für äußere Reize.
5. Über eigentümliche Knochenveränderungen im menschlichen Felsenbein.
6. Beitrag zur pathologischen Anatomie der Menièreschen Krankheit.
7. Beiträge zur Lehre von den Nasenrachentumoren.
8. Die pathologische Anatomie der Nebenhöhleneiterungen.
9. Schädelbasisfraktur und Otitis media.
10. Über die akute Osteomyelitis des Gesichtsschädels bei akuten Nebenhöhleneiterungen.
11. Ohr. Diagnostische Technik für die ärztliche Praxis.
12. Pharynxtumor und Gravidität.
13. Pathologische Anatomie der Tuberkulose der oberen Luftwege.
14. Über Akustikustumoren.
15. Fazialislähmung bei akuter Otitis media.
16. Die Tuberkulome der oberen Luftwege.
17. Zur Lehre von den Akustikustumoren.
18. Die operative Behandlung der induzierten Meningitis.
19. Über die Empfindlichkeit des Trommelfells und der Paukenhöhlenschleimhaut für äußere Reize unter normalen und pathologischen Verhältnissen.
20. Thrombolymphangitis tuberculosa im Kehlkopf.
21. Über Cholesterinhydrops der Kieferhöhle.
22. Die Tuberkulose der oberen Luftwege.

2. Prof. Dr. MAX MEYER:

23. Histologische Studien über den Gefäßeinschluß insbesondere über die Entstehung der sog. durchbohrenden Kanäle und ähnlicher Gebilde in der knöchernen Labyrinthkapsel von menschlichen Feten und Jungkindern.
24. Cholesteatom der Hirnbasis, unter den Bildern eines Hypophysentumors verlaufend.
25. Studien über den feineren Bau der menschlichen Labyrinthkapsel.
26. Über die Entstehung des Aufbaues der menschlichen Labyrinthkapsel.
27. Erstickungstod und Status hypoplasticus (Status thymolymphaticus).

28. Bau und Entwicklung der menschlichen Labyrinthkapsel. (Ihre Abweichung von Bau und Entwicklung anderer Körperknochen.)

29. Über Geschwülste der Hypophysengegend.

30. Über Knochenbildung in einer Hypophysengegendgeschwulst.

31. Zur operativen Behandlung der Meningitis.

32. Die Erkrankungen des Ohres bei Influenza (Grippe) Diphtherie und Scharlach.

33. Knochenstudien an der menschlichen Labyrinthkapsel III. Über den feineren Bau des geflechtartigen und lamellären Knochengewebes.

34. Die Polypen der Nase (unter besonderer Berücksichtigung ihrer Beziehungen zu den Erkrankungen der Nasennebenhöhlen).

35. Ursachen und Behandlung der Ohrgeräusche.

36. Über Bindegewebsverkalkung, Bindegewebsverknöcherung und „Konkrementbildung", unter besonderer Berücksichtigung dieser Vorgänge in der Paukenhöhle des Menschen.

37. Grundsätze der Behandlung von otogenen und rhinogenen endokraniellen Komplikationen.

38. Die Lokalanästhesie bei den Operationen der oberen Luftwege und des Ohres.

39. Ösophagoskopie und Botulismus.

40. Über eine eigentümliche Art von Knochengewebe beim erwachsenen Menschen (dem lamellenlosen, feinfaserigen [strähnenartigen] Markknochen) und über den embryonalen Markknochen.

41. Über Zungenabszesse und ihre Behandlung.

42. Die akute Mastoiditis und ihre Indikationen zur Antrotomie.

43. Die Hals-, Nasen- und Ohrenkrankheiten des Kindes (Vorträge für Kinderärzte).

44. Über eine seltene Kehlkopfgeschwulst.

3. Hellmann:

45. Zur Lehre vom metastatischen Karzinom des Hörnerven.

46. Chronische, progressive, labyrinthäre Schwerhörigkeit und Menière bei Ostitis chronica metaplastica der Labyrinthkapsel.

47. Zur Lehre von der Otitis interna ossificans. (Ihre Beziehungen zum Labyrinthtrauma und zur Menièreschen Krankheit.)

48. Zur Bedeutung der Armtonusreaktion (A. T. R.) für die Diagnose von Kleinhirnaffektionen.

49. Zum Studium der Abweichreaktionen nach Reizung des Vestibularisapparates.

50. Über ein pigmentiertes Fibrom der Nasenscheidewand.

51. Zur Erkrankung des sog. zephalostatischen Systems.

52. Studien über das sekundäre Cholesteatom des Felsenbeins.

4. Möller:

53. Erfahrungen mit Panitrin-Ingelheim.

54. Über multiple Exostose der Nasennebenhöhlen.

55. Beiträge zur Röntgenologie des Larynx und der Trachea bei Fremdkörpern und Stenosen.

5. Schröder:

56. Über osteoplastische Karzinose des Felsenbeins bei primärem Prostatakrebs.

6. Six:

57. Über eine bequeme Art der Salvarsaninjektion in die Nasenmuschel.

7. Naumer:

58. Zur Kenntnis der kongenitalen Ösophaguszysten.

8. Benz:

59. Metastatische Perichondritis septi narium mit Komplikationen in der Nachbarschaft.

9. Trauth:

60. Beiträge zur Kasuistik der Papillome des Gehörkanals.

10. Seiferth:

61. Über die Ätiologie der Septumabszesse. (Mitteilung eines Falles nach Furunkel der äußeren Haut.)
62. Wunddiphtherie in der Otochirurgie.
63. Beiträge zur Lehre von den Geschwülsten der Nasennebenhöhlen unter besonderer Berücksichtigung der Multiplizität und Ätiologie der Tumoren.
64. Klinisches zur akuten Otitis und Mastoiditis und deren Komplikationen.
65. Über die Perichondritis und Chondritis des Kehlkopfes.
66. Über Pernoktonnarkose.

11. Kamio:

67. Experimentelle Untersuchungen über Knochentransplantation in die Labyrinthkapsel des Huhnes.
68. Über die sog. experimentelle Ostosklerose nach Wittmaack.

12. Sakai:

69. Über periostale Knochenbildung bei chronischer Mittelohrentzündung.

13. Kelemen:

70. Zur Lehre von den Exostosen des Gesichtsschädels.

14. Ito:

71. Beiträge zur Lehre von den Nasenrachentumoren.

15. Hosomi:

72. Mikroskopische Untersuchungen über die Tuberkulome der Nasenscheidewand.

16. Jäger:

73. Über Retropharyngealabszeß mit seltenen Komplikationen.

17. Lenin:

74. Beitrag zur Klinik einiger endokranieller Komplikationen von Rachen und Mundhöhle ausgehend.
75. Beitrag zur Kasuistik der Fremdkörper in der Paukenhöhle.

18. Pfister, Lorenz:

76. Ein seltener Fall von kongenitalen Zysten und weichen Gaumens.

19. Günther, Kurt:

77. 4 Jahre Tonsillektomie an der Würzburger Universitätsklinik für Ohren-, Nasen- und Kehlkopfkranke.

20. Knoche:

78. Die Bedeutung des Röntgenbildes bei unklaren Mittelohrfällen.
79. Die akute Mittelohrentzündung im Röntgenbild.

21. Hirsch:

80. Über die Nerven des Trommelfells und des äußeren Gehörgangs.
81. Die Innervation des Kehlkopfes.
82. Über die Sensibilität des Kehlkopfes für äußere Reize.

22. van de Loo:

83. Stapesfrakturen und ihre Folgen.

23. Jaffé:

84. Zur Tuberkulose der knöchernen Nase.

24. Nishio:

85. Über leukämische Veränderungen im Felsenbein.

25. Liebmann:

86. Über seltene zystische Geschwülste des Rachens.

26. Ullrich:

87. Hämorrhagisch nekrotisierende Schleimhautentzündung bei Kombination von Hämophilie und Sepsis.

27. Schlegelmünig:

88. Über ein typisches Nasenrachenfibrom bei einem Mädchen.

Operations-Statistik.

In der Universitätsklinik für Ohren-, Nasen- und Kehlkopfkranke wurden Operationen ausgeführt:

Im Jahre **1925**: 1903   **1926**: 2034   **1927**: 2225

Diese verteilen sich wie folgt:

1. Operationen am Ohr.

Anthrotomie:

51	72	63
darunter 13 mit Komplikationen, 2 doppelseitig.	darunter 10 mit Komplikationen, davon 1 doppelseitig, 2 mit Sinusthrombose.	darunter 17 mit Komplikationen, davon 4 mit Sinusthrombose und 1 Schläfenlappenabszeß.

Radikaloperation:

83	60	55
mit Plastik 43, ohne Plastik 26, mit Komplikation 14, darunter 5 mit Sinusthrombose, 3 mit Meningitis, 4 mit Hirnabszeß.	mit Plastik 59, ohne Plastik 1, mit Komplikationen 9, darunter 7 mit Sinusthrombose, 1 Schläfenlappenabszeß.	mit Plastik 55, 1 ohne Plastik, 3 doppelseitig, 11 mit Komplikationen, darunter 3 Sinusthrombose, 4 Labyrintherkrankungen, 1 mit Meningitis.

Plastische Operationen am Ohr:

10	10	7

Karzinom der Ohrmuschel:

6	4	2

Fremdkörper im Ohr:

2	1	1

1925:	1926:	1927:
	Retroaurikulärer Abszeß:	
1	3	6
	Granatsplitter hinter dem Ohr:	
1	—	—
	Sarkom des Mittelohres:	
—	1	—

2. Operationen der Nasennebenhöhlen.

1925	1926	1927
	Siebbeinoperationen:	
32	30	20
darunter 1 doppelseitig.	darunter 5 doppelseitig.	darunter 2 doppelseitig.
	Kieferhöhlenoperation:	
98	93	126
darunter 30 doppelseitig.	darunter 24 doppelseitig.	darunter 34 doppelseitig und 1 Kieferhöhlenzyste.
	Stirnhöhlenoperation:	
12	14	14
darunter 1 doppelseitig, 1 mit Meningitis.	darunter 1 doppelseitig.	
	Keilbeinoperation:	
1	2	2
	Orbitalphlegmone:	
2	1	—
	Orbitaltumor:	
—	—	1
	Nasenrachenfibrom:	
6	1	1
	Punktion der Stirnhöhle:	
3	9	10
	Periostitis des Oberkiefers:	
2	8	4
	Karzinom der Kieferhöhle:	
—	2	1
	Sarkom der Stirnhöhle:	
—	1	—

3. Operationen an der Nase.

1925	1926	1927
	Septumoperationen:	
204	194	256
	Nasenpolypen:	
38	46	57

1925:	1926:	1927:
	Nasenmuscheln:	
97	98	146
	Karzinom der Nase:	
4	2	5
	Karzinom der Nase und Nebenhöhlen:	
—	4	10
	Septumabszeß:	
3	5	3
	Tuberkulom des Septums:	
2	5	—
	Ozaenaoperation:	
7	5	3
	Nasenplastik:	
—	7	8
	Zyste an der Nasenwurzel:	
2	1	—
	Tuberkulose der Nase:	
—	—	2

4. Halsoperationen.

1925:	1926:	1927:
	Adenotomie:	
710	720	730
	Tonsillotomie:	
189	259	329
	Mandelausschälung:	
133	198	165
	Gaumensegelspaltung:	
1	—	—
	Gaumenzyste:	
—	1	—
	Tracheotomie:	
6	3	3
	Laryngofissur:	
3	3	1
	Bronchoskopie:	
10	14	18
	Kehlkopfkürrettement:	
30	33	28

1925:	1926:	1927:
	Stimmbandpolyp:	
7	10	5
	Ösophagoskopie:	
19	22	33
	Halszyste:	
3	7	7
	Jugularisunterbindung:	
3	4	4
	Epiglottidotomie:	
1	—	—
	Karzinom am Halse:	
—	—	1
	Karzinom der Gaumentonsille:	
—	—	1

5. Verschiedenes.

1925:	1926:	1927:
	Operationen bei Schädelverletzungen:	
2	2	1
	Extraktion des Nervus supraorbitalis:	
1	2	—
	Speichelsteinentfernung:	
1	1	2
	Mundbodenphlegmone:	
7	3	2

Kleine Eingriffe:

Probeexzisionen, Spaltung von Abszessen, Kaustik der Muscheln und im Kehlkopf.

1925:	1926:	1927:
105	72	88
	Parotisphlegmone:	
1	—	—
	Parotistumor:	
—	1	—
	Zungentumor:	
—	—	3

6. Hypophysentumor.

1925:	1926:	1927:
4	—	—

Kurze Bemerkung über einige an der MANASSEschen Klinik üblichen Behandlungsmethoden.

Von

Prof. Dr. MAX MEYER und Dr. LEONHARD SEIFERTH

Assistenten der Klinik.

Fast die ganzen 5 Jahre seit ihrem Bestehen hat die Klinik für Ohren-, Nasen- und Kehlkopfkranke im Luitpoldkrankenhaus der Leitung von Herrn Professor MANASSE unterstanden und so spiegelt nicht nur der Bau, sondern auch der Geist, der diesen Bau erfüllt, die Persönlichkeit dieses Mannes wieder! Ganz kurz möchten wir einige klinische Fragen herausgreifen, denen bei uns immer ganz besonderes Interesse entgegengebracht worden ist:

Für die Betäubung bei Operationen wenden wir in weitgehendstem Maße die Lokalanästhesie an, so daß Narkosen eigentlich nur mit strenger Indikation, wenn die örtliche Betäubung durchaus nicht durchführbar ist, gemacht werden. Während bei allen Operationen an den oberen Luftwegen einschließlich der Nebenhöhlen der Nase die Lokalanästhesie sich wohl ziemlich allgemein eingebürgert hat, weil ihre Vorteile auf der Hand liegen, hat sich die Methode in der Otochirurgie nicht so vollkommen durchsetzen können. Wir haben sie aber während des ganzen Berichtzeitraumes dauernd als Normalmethode angewendet und sind sehr zufrieden damit. Es gibt eigentlich nur 2 Gegenanzeigen, das ist 1. ein zu jugendliches Alter, so daß die Kinder nicht stillhalten und 2. ein subperiostaler Abszeß, so daß Anästhetikum nicht zur Wirkung kommen kann! Sonst werden sämtliche Anthrotomien und Radikaloperationen, auch die mit endokraniellen Komplikationen in örtlicher Betäubung ausgeführt zur vollkommenen Zufriedenheit von Patient und Operateur. Von den Anthrotomien wurden etwa $60^0/_0$, von den Radikaloperationen etwa $80^0/_0$ örtlich betäubt operiert. Dieselben Prozentzahlen errechnen sich auch ungefähr für die Komplikationen, wie Sinusthrombosen, Hirnabszesse, Meningitiditen.

Bei den akuten Mittelohreiterungen wird bei uns die Trockenbehandlung angewandt. Der wesentliche Vorzug dieser Methode ist darin zu sehen, daß die lockere Einführung eines Gazestreifens in den Gehörgang bis zum Trommelfell eine Absaugung und Ableitung des Sekrets bewirkt, besonders dann, wenn ein feuchter Verband darüber gelegt wird. Die Aufmeißelung des Warzenfortsatzes wird bei akuten Prozessen dann vorgenommen, wenn die Symptome einer Ostitis mastoidea vorhanden sind, oder wenn auf Grund von allgemeinen und lokalen Symptomen die Gefahr vermutet werden muß, daß es zu einer intrakraniellen Komplikation, auf osteophlebitischem Wege zu einer septischen Allgemeinerkrankung kommen könnte; selbstverständlich werden alle Kranken operiert, die mit einer intrakraniellen Komplikation eingeliefert werden und endlich wird die Anthrotomie stets dann ausgeführt, wenn die Eiterung nach Ablauf von 3—4 Wochen nach Entfernung eventuell vorhandener Hindernisse im Nasenrachenraum nicht deutlich an Intensität abnimmt. Fazialisparese oder -lähmung allein bildet bei uns keine Indikation zur Operation.

Von den chronischen Mittelohreiterungen wollen wir nun die Cholesteatomeiterungen erwähnen, bei denen natürlich stets die Radikaloperation angezeigt ist. Paukenröhrchenspülungen und die übliche Sublimatalkoholbehandlung nehmen wir längere Zeit nur vor, wenn ganz besondere Umstände vorliegen, da wir durch die konservative Behandlung keine kostbare Zeit verlieren wollen. Bei der Cholesteatombildung handelt es sich um einen klinisch (nicht anatomisch) bösartigen Tumor und wirkliche gründliche Abhilfe kann bei dem buchtenreichen System der Mittelohrräume nur die Radikaloperation schaffen.

Bei der Behandlung der otogenen und rhinogenen intrakraniellen Komplikationen huldigen wir dem Grundsatz zunächst den primären Herd möglichst radikal auszuschalten. Von der so entstandenen Operationshöhle aus gehen wir dann das vermutete Leiden weiter an. Bei subduralen Abszessen spalten wir nach Fortnahme des Knochens die Dura; bei Hirnabszessen wird entlang der Punktionskanüle der Abszeß weit eröffnet und nach Abfluß des Eiters ein Jodoformgazestreifen zur Ableitung eingelegt; bei eitrigen Meningitiden wird zwecks Dauerdrainage der Meningen die Dura gespalten und ein Jodoformgazestreifen locker eingeführt. Andere Verfahren, wie z. B. häufige Lumbalpunktionen bei der Meningitis müssen die Operation unterstützen. So sahen wir doch eine ganze Anzahl selbst sehr schwerer Fälle heilen. Von 25 eitrigen Meningitiden konnten 8 Patienten durchgebracht werden. — Die wohl häufigste endokranielle otogene Komplikation die Thrombose des Sinus transversus, behandeln wir durch Spaltung des Sinus und Ausräumung des Thrombus mit Kürette. Die Unterbindung der Vena jugularis nehmen wir dabei nur dann vor, wenn das distale Ende des Thrombus im Sinus nicht zu erreichen ist, oder die deutlichen Anzeichen einer Jugularisthrombose bestehen.

Bei den entzündlichen Nebenhöhlenerkrankungen der Nase unterscheiden wir schon bei den diagnostischen Methoden und noch viel mehr bei den therapeutischen streng zwischen akuten und chronischen Formen! Von dem Gesichtspunkte ausgehend, daß bei der akuten Entzündung die Schleimhautveränderungen meist vollkommen reparabel sind, wenn man nur die Resorptionstendenz des Gewebes anregt und für Eiterabfluß sorgt, ist unsere Therapie vollkommen konservativ. Wir behandeln mit Wärmeapplikation und Absaugung des Eiters nach Adrenalisierung der Nasenschleimhaut. Um jede mechanische Alteration zu vermeiden, nehmen wir keinerlei Punktionen oder Spülungen vor, und sehen die Entzündungen rasch verschwinden. Anders bei den chronischen Eiterungen, und chronischen katarrhalischen und polypösen Veränderungen der Nebenhöhlen. Hier müssen wir nicht mehr reparable Veränderungen der Schleimhäute annehmen und halten den Patienten daher nicht mehr lange mit Spülungen hin, sondern eröffnen bald die betreffende Nebenhöhle von innen oder außen, je nach dem einzelnen Falle, und entfernen mit dem Eiter auch die erkrankte Schleimhaut.

Bei den von den akuten Nebenhöhlenentzündungen ausgehenden Komplikationen, z. B. den Osteomyelitiden des Oberkiefers oder Stirnbeines und den Orbitalphlegmonen muß natürlich sofort eine sehr aktive chirurgische Therapie einsetzen, indem in allererster Linie der primäre Herd ausgeschaltet werden muß. Hier wird natürlich auch die akut entzündete Nebenhöhle radikal operiert und dann so viel vom erkrankten Knochen fortgenommen wie notwendig ist, bzw. wird die Orbita eröffnet und drainiert. Die Nachbehandlung geschieht nach allgemeinchirurgischen Gesichtspunkten.

Adenoide Vegetationen des Nasenrachenraumes (Hypertrophie der Rachenmandel) finden sich in unserer Gegend vor allem im jugendlichen Alter sehr häufig. Wir schreiten grundsätzlich zur Entfernung derselben, wenn Allgemeinsymptome, Symptome von seiten der gestörten Respiration (verlegte Nasenatmung) oder des Gehörorgangs (katarrhalische, akute und chronische Entzündungen, Schwerhörigkeit) oder der Sprache (Rhinolalia clausa) vorhanden sind. Fast immer wird die Kuhn-Manassesche Zange verwendet, die eine restlose Entfernung fast ohne Blutung und ohne Gefahr der Aspiration ermöglicht.

Hypertrophische Gaumentonsillen finden sich hauptsächlich bei Jugendlichen in der Regel zusammen mit einer Vergrößerung der Rachenmandel als Teilerscheinung einer Hypertrophie des lymphatischen Schlundrings. Sie verursachen im Kindesalter meist nur mechanische Störungen und werden gleichzeitig mit der Rachenmandel in einer Sitzung mit dem Tonsillotom entfernt.

Die chronische Tonsillitis tritt dagegen häufiger bei erwachsenen Individuen auf. Häufig rezidivierende Anginen, peritonsilläre Abszesse, Mandelabszesse, ferner Allgemeinerkrankungen, die oft mit großer Wahrscheinlichkeit als Folgen einer chronischen Tonsillitis angesehen werden müssen, wie der akute und chronische rezidivierende Gelenkrheumatismus, manche Fälle von Endokarditis und Nephritis werden bei vorhandenen Symptomen einer chronischen Tonsillitis als Indikation zur radikalen Entfernung der Tonsillen angesehen. In einem großen Prozentsatz konnte eine sofortige Besserung der Sekundärkrankheiten festgestellt werden. Die Methode der Entfernung besteht in der möglichst stumpfen Ausschälung in Lokalanästhesie am sitzenden Patienten. Anschließend Betupfen der Wundhöhlen mit H_2O_2 und Terpentin. Bei dieser Behandlungsweise wurden Nachblutungen an unserer Klinik nur äußerst selten beobachtet und nie Aspirationspneumonien und Lungenabszesse.

Bei der Kehlkopftuberkulose steht im Vordergrunde der Therapie die Allgemeinbehandlung (Liegekur, diätetische Behandlung, eventuell Bestrahlung); daneben tritt aber auch die Lokaltherapie in ihre vollen Rechte, wobei wir uns von dem Grundsatze leiten lassen, daß bei gleichzeitig bestehenden aktiven Lungenprozessen nicht chirurgisch vorgegangen werden darf, da selbst die kleinsten Eingriffe oft zu Verschlimmerungen des Gesamtleidens führen. Seit einiger Zeit sind wir auch zur Goldbehandlung übergegangen; ein abschließendes Urteil über diese Therapie ist jedoch bei der Zahl der bisher behandelten Fälle noch nicht möglich.

Klinik, Poliklinik und Abteilung für Kinderkrankheiten.

Von

Prof. Dr. Hans Rietschel

Vorstand.

Die Kinderheilkunde hat als selbständiges Lehrfach sich erst sehr spät ihren Platz in der Medizin erworben, denn tatsächlich ist die Kinderheilkunde kein eigentliches Spezialfach, sondern nur angewandte innere Medizin auf den Säugling und das Kind, und arbeitet mit den gleichen Methoden wie die innere Medizin. In Würzburg ist erst 1915 ein Lehrstuhl der Kinderheilkunde errichtet worden, den Professor Ibrahim innehatte, der am 1. April 1917 einen Ruf nach Jena Folge leistete. Als sein Nachfolger wurde der derzeitige Leiter berufen.

Die Kinderklinik bestand damals aus zwei Zimmern, die im Juliusspital von der inneren Klinik abgetreten wurden, das Ambulatorium war in einem Mietshause in der Textorstraße 26 untergebracht. So primitiv die ganze Einrichtung war, so erfreute sich doch besonders letztere in der Kriegs- und Nachkriegszeit eines regen Zuspruches, wie aus den weiter unten folgenden Zahlen hervorgeht.

Der Neubau des Luitpoldkrankenhauses hatte auch eine Kinderabteilung vorgesehen. Als ich im April 1917 mein Amt antrat, war der Rohbau der Kinderklinik bereits so weit fortgeschritten, daß an eine wesentliche Änderung des Grundrisses nicht mehr gedacht werden konnte. So mußten noch manche Wünsche, die ich gerne erfüllt gesehen hätte, zurückgestellt werden. Durch den langen Krieg verzögerte sich aber der Ausbau der Sonderkliniken beträchtlich.

Es wurde deshalb im Sommer 1921 eine vorläufige Säuglingsstation in den Räumen der chirurgischen Klinik eingerichtet, die vor allem dazu diente die schwerstkranken Säuglinge aufzunehmen, die leicht erkrankten Säuglinge wurden weiterhin in das Säuglingsheim vom Roten Kreuz verlegt, die älteren Kinder verblieben noch im Juliusspital. 1922 wurde die vorläufige Säuglingsstation in den Räumen der inneren Klinik untergebracht. Am 1. Januar 1923 konnte die neu eröffnete Kinderabteilung bezogen werden (Abb. 5).

Die gesamten Räume der Kinderklinik sind in einem langgestreckten eingeschossigen Bau mit Dachgeschoß untergebracht, wobei die Abteilungen (Krankensäle) von den klinischen Räumen (wie Poliklinik, Hörsaal, Bibliothek und Laboratorien, Röntgenzimmer und Raum für Lichttherapie) vollkommen getrennt sind. Die Station für ältere Kinder befindet sich im Erdgeschoß, die Säuglingsstation im Obergeschoß. Das Dachgeschoß enthält die Wohn- und Schlafräume für die Pflegerinnenschule.

Als ein Mangel hat sich das Fehlen einer Quarantänestation erwiesen, jedoch sind Projekte für ihren nachträglichen Einbau derzeit in Bearbeitung. Für Kinder, welche in erster Klasse aufgenommen werden sollen, stehen auf jeder Abteilung einige Zimmer zur Verfügung, welche auch gegebenenfalls die Unterbringung eines begleitenden Erwachsenen ermöglichen. Im Untergeschoß befinden sich Kellerräume, sowie die Milchküche mit dem zugehörigen Kühlraum zur Bereitung und Aufbewahrung der verschiedenen Säuglingsnahrung.

Die Kinderabteilung besteht aus mehreren Zimmern verschiedener Größe, in welchen die Kinder nach Altersgruppen und die älteren Kinder nach Geschlechtern getrennt liegen. Vor diesen Zimmern, nach der freien Südseite des Hauses zu, befindet sich eine von jedem Zimmer direkt erreichbare Veranda, welche eine Freiluftbehandlung sehr gut ermöglicht. Große rote Gartenschirme schützen die Kinder vor direkter Sonnenbestrahlung.

Die Säuglingsabteilung enthält Zimmer für 2—4—6 Betten, welche im unteren Teil mit weißen Kacheln ausgelegt sind. Zwei Zimmer sind durch eigene Sommerheizung (Warmwasser) für die Pflege und Aufzucht von Frühgeburten besonders eingerichtet. In jedem Zimmer befindet sich Warm- und Kaltwasser, für das Baden von Säuglingen ist ein eigenes Badezimmer vorgesehen. Vor den gesamten Säuglingszimmern zieht sich, ebenfalls auf der Südseite, eine langgestreckte, etwa 2 m breite glasgedeckte Veranda, welche die Unterbringung der Kinder im Freien, auch bei trübem Wetter, ermöglicht. Bei Sonnenschein schützen aufziehbare Sonnenvorhänge vor direkter Bestrahlung.

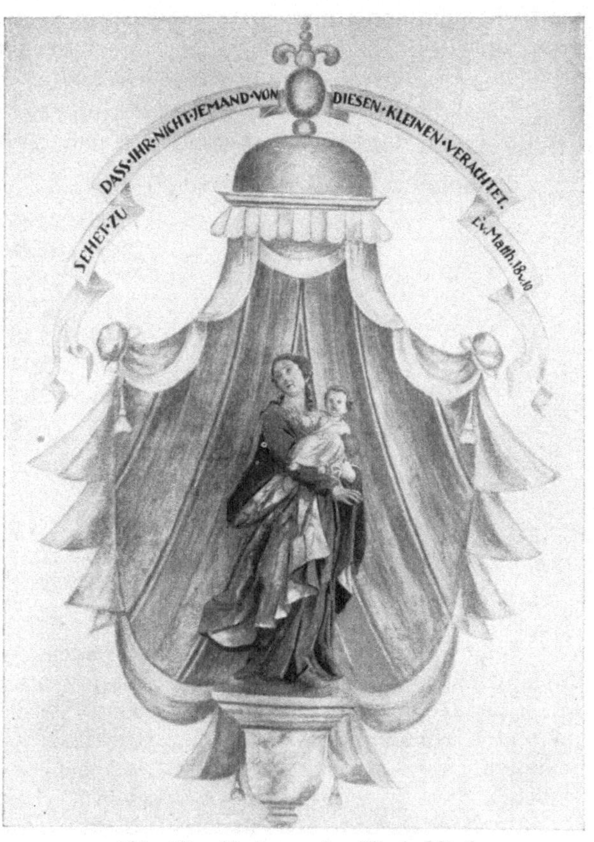

Abb. 23.   Madonna der Kinderklinik.

Jede Station besitzt ferner eine Stationsküche zum Anwärmen der Nahrungen u. dgl. In einem eigenen Aufnahmezimmer werden Kinder, soweit sie nicht durch die Poliklinik voruntersucht sind, vor der Verbringung auf die Abteilungen durch den Dienstarzt oder einen der Abteilungsärzte untersucht, um die Einschleppung ansteckender Krankheiten tunlichst zu vermeiden. Ein Stationslaboratorium ist für die laufenden klinischen Untersuchungen am Krankenbett bestimmt.

Die Pflegerinnenschule im Dachgeschoß enthält einen großen gemeinsamen Speise- und Wohnsaal, von welchem aus die Schlafräume, welche für je 2—4 Schülerinnen eingerichtet sind, ausgehen. Erwähnung verdient noch eine im Treppenhaus aufgestellte barocke Madonna mit Kind (in Eichenholz), welche die Klinik einer Stiftung von Frl. Friedrich verdankt.

Das Ambulatorium für den Sprechstundenbetrieb besteht aus einem Warteraum, 2 Untersuchungsräumen und einem Operationssaal für kleinere chirurgische Eingriffe. Dazu kommen noch 2 kleinere Zimmer für die Isolierung infektionskranker Kinder. Der Zugang für die Patienten erfolgt durch einen gesonderten Eingang.

Im Wartezimmer werden die Kinder von einer Schwester gebucht, es befinden sich hier die Karthoteken für die laufenden ärztlichen Eintragungen, die Kinder werden gewogen und gemessen. Die Untersuchungsräume sind durchaus neuzeitlich mit allen erforderlichen Installationen (Waschgelegenheit, Ausgüsse, Zuleitung sterilen Wassers u. dgl.) versehen. An die Ambulanzräume anschließend befinden sich das Röntgenzimmer mit Dunkelkammer, ein Dunkeluntersuchungszimmer und ein Raum für Licht- und andere physikalische Therapie. Es folgen dann die Zimmer des Klinikvorstandes, der Hörsaal, der wiederum durch einen eigenen Eingang von außen zu erreichen ist, und die Klinikbibliothek (mit 670 Bänden).

Die Jahresfrequenz des Ambulatoriums betrug in den einzelnen Jahren (Zahlen der im Laufe des betreffenden Jahres neu untersuchten Kinder):

Ambulatorium in der Textorstraße:

1915	2498
1916	3297
1917	3881
1918	3776
1919	2736
1920	3106
1921	3105
1922	2296

Ambulatorium im Luitpoldkrankenhaus:

1923	2280
1924	2180
1925	2381
1926	2351
1927	2340

Beim Vergleich dieser Zahlen ist zu bedenken, daß die einzelnen Jahresfrequenzen unter verschiedenen Bedingungen zustande kamen. In den letzten Kriegsjahren, wo in der Heimat ein starker Ärztemangel herrschte, steigt die Frequenz, um sofort im ersten Nachkriegsjahr mit der Rückkehr zahlreicher Ärzte in die Heimat abzusinken. Eine weitere Steigerung beobachten wir dann in den Inflationsjahren, in denen die schwierigen wirtschaftlichen Verhältnisse zahlreiche Familien zwangen, für ihre Kinder kostenlose ärztliche Hilfe in Anspruch zu nehmen. Der erhebliche Rückgang in den Inflationsjahren 1922/23 war darauf zurückzuführen, daß infolge der ganz erheblichen Steigerung der Eisenbahnfahrpreise die Landbevölkerung, welche sonst einen beträchtlichen Teil der Ambulanzfrequenz ausmacht, fast vollkommen fernblieb. Die Verlegung des Ambulatoriums, welche infolge der größeren Entfernung des Luitpoldkrankenhauses vom Stadtzentrum einen Rückgang der Frequenz vermuten ließ, wirkte sich indes nicht in dieser Richtung aus. Die Besucherzahl hält sich auch in den neuen Räumen auf ihrer bisherigen Höhe. Dabei ist bei sämtlichen Zahlen zu bedenken, daß zahlreiche Kinder die Ambulanz im Laufe eines Jahres öfters aufsuchen, so daß eine durchschnittliche Tagesfrequenz von etwa 20—30 Konsultationen sich ergibt.

Die stationäre Belegung der einzelnen Abteilungen, die Verpflegstage pro Jahr und der durchschnittliche Aufenthalt der Kranken sind in dem statistischen Teil bereits angegeben. Die Frequenz der medizinischen und Säuglingsabteilung steigt mit 440 im Jahre 1923, 519 im Jahre 1924, 616 im Jahre 1925, 647 im Jahre 1926, 721 im Jahre 1927 stetig an. Die Frequenz der Infektionsabteilung, welche ja mehr von äußeren Bedingungen abhängt, zeigt ebenfalls eine Zunahme (1923: 192, 1924: 161, 1925; 324, 1926: 273, 1927: 347). (Daß diese Zahlen nicht vollkommen mit denen im statistischen Teil angegebenen übereinstimmen, erklärt sich daraus, daß dort ein von der medizinischen nach der Infektionsabteilung oder umgekehrt verlegtes Kind nur einmal, in unserer Statistik aber naturgemäß für jede der beiden Abteilungen gebucht wurde). Die durchschnittliche Belegzahl der medizinischen und Säuglingsabteilung betrug in letzter Zeit 40—50 Kinder.

Die Pflege der stationär untergebrachten Kinder sowie die Mithilfe bei den ärztlichen Untersuchungen in der Ambulanz und der Röntgen- und physikalische Therapiebetrieb wird von barmherzigen Schwestern des Ordens vom Heiligen Erlöser wie an anderen Abteilungen des Krankenhauses geleistet. Weiterhin stehen eine Anzahl zur Ausbildung sich an der Klinik befindender Pflegeschülerinnen zur Verfügung. Die Zahl der derzeit im gesamten Klinikbetrieb beschäftigten Ordensschwestern beträgt 17, von denen 2 als Oberschwestern die medizinische (Säuglings-) Abteilung bzw. die Infektionsabteilung pflegerisch leiten, eine weitere Schwester als Röntgen-, eine als Milchküchen-, eine als Ambulanz-Schwester tätig sind. Vier Schwestern sind weiterhin als Abteilungsschwestern in der Kinderpflege vollkommen ausgebildet, die übrigen sind noch Schwesterschülerinnen und werden im Dienste wie die Pflegeschülerinnen verwendet. Die **staatlich zugelassene Pflegeschule** erfreut sich eines Zuspruches derart, daß die verfügbaren Stellen die Zahl der Anfragen und Angebote in keiner Weise zu decken vermögen. Die Pflegeschülerinnen wohnen zum Teil in der Klinik selbst (10, seit 1926 12), weitere 3—4 wohnen bei Eltern oder Verwandten in der Stadt als „externe Schülerinnen". Die Ausbildungszeit beträgt ein Jahr, während welchem die Schülerinnen in bestimmten Turnus auf allen Abteilungen der Klinik einschließlich Infektionsabteilungen, Ambulanz und Milchküche tätig sind. Die praktische Ausbildung untersteht den jeweiligen Abteilungsschwestern, von denen eine noch für besondere praktische Kurse herangezogen wird. Die theoretische Ausbildung wird in der staatlich vorgeschriebenen Stundenzahl von dem Vorstand und den Ärzten der Klinik geleistet.

Im Röntgenzimmer werden Durchleuchtungen und Aufnahmen vorgenommen, eine Therapie kommt kaum in Frage. Die Zahl der Durchleuchtungen betrug im Jahre

1923   305
1924   297
1925   180
1926   288
1927   270

Bei den Durchleuchtungen hat sich die in letzter Zeit eingerichtete Röntgenzimmerbeleuchtung der Firma von Heyden gerade für Kinder sehr bewährt, da sie die Durchleuchtung bei rotem Licht an Stelle der bisherigen vollkommenen Verdunkelung gestattet.

An Röntgenaufnahmen wurden gemacht im Jahre

1923   110
1924   293
1925   777
1926   548
1927   656

Ein großer Teil dieser Aufnahmen erfolgt auf Klinikskosten zu wissenschaftlichen Zwecken (beispielsweise allein 200 Aufnahmen für Rachitisuntersuchungen im letzten Jahre). Für unbemittelte Kinder werden Aufnahmen, die aus diagnostischen Gründen ärztlich unbedingt erforderlich erscheinen, zu verbilligten Preisen, zum Teil unentgeltlich vorgenommen.

Die Röntgenschwester überwacht gleichzeitig die physikalische Therapie in dem dazu eingerichteten Raum. Als solche kommen vor allem Höhensonnenbestrahlungen bei rachitischen und tuberkulösen Kindern in Frage. Es wurden Höhensonnenkuren (à etwa 12 Bestrahlungen) vorgenommen:

1923   157
1924   290
1925   178
1926   203
1927   237

Auch hiervon mußte eine große Anzahl zu sehr billigem Preise, zum Teil kostenlos verabfolgt werden, da es sich gerade bei der Mehrzahl rachitischer Säuglinge und Kleinkinder um Angehörige der minderbemittelten Klassen und um Kinder aus denkbar schlechtem Milieu handelt, die Kinder häufig keiner Kasse angehören und die Bezahlung somit von den Eltern nicht geleistet werden kann.

Im Untergeschoß der klinischen Räume befinden sich die wissenschaftlichen **Laboratorien.** Es ist je ein eingerichtetes Laboratorium für Mikroanalysen, für Bakteriologie für chemische Arbeiten vorhanden; außerdem ein Wägezimmer und ein Materialienraum.

Das **Infektionshaus** (s. Abb. 10) wurde schon während des Krieges fertiggestellt und als Militärlazarett benutzt und konnte deshalb schon 1921 bezogen werden. Freilich weist es, so wie es heute besteht, erhebliche Mängel auf. Ursprünglich war neben dem Infektionshaus noch eine besondere Abteilung für masernkranke Kinder, eine besondere Abteilung für Scharlachkranke und ein Typhushaus geplant. Das letztere wurde für Wohnungen eingerichtet. Die beiden anderen Abteilungen wurden aus Geldmangel nicht gebaut. Es ist deshalb klar, daß das Infektionshaus, das alle Infektionskrankheiten, die vorkommen, aufnehmen muß, nicht genügt, zumal es ursprünglich auch nicht für infektionskranke Kinder gedacht war. Wenn auch vorgesehen war, daß von den 8 Abteilungen des Infektionshauses jede abgeschlossen von der anderen versorgt werden könnte, so hat doch die Erfahrung gezeigt, daß bei dem Mangel an Pflegepersonal usw. ein völliger Abschluß nicht möglich ist. Für die Zukunft möge noch der dringende Wunsch ausgesprochen werden, daß die Infektionsabteilung baldmöglichst einen Ausbau erfahren möchte.

Das Infektionshaus ist zur Zeit so eingeteilt, daß die 4 Abteilungen des Erdgeschosses der inneren Klinik gehören, die 2 Abteilungen des ersten und zweiten Geschosses für die Kinderinfektion zur Verfügung stehen. Es ist aber für die Kinderklinik unmöglich, in diesen 4 Abteilungen sämtliche Infektionskrankheiten gut unterzubringen, da oft 8 und mehr verschiedene Infektionen zu gleicher Zeit anwesend sind. (Masern, Scharlach, Keuchhusten, Diphtherie, Typhus, Poliomyelitis, Varizellen, Ruhr, Tuberkulose). Die Frequenz betrug z. B.

in den Jahren 1923   192
1924   161
1925   324

Da die Kinderklinik ganz neu geschaffen wurde, so mußte auch das Lehrmaterial allmählich erworben werden. Heute besitzt die Klinik schon eine recht große photographische Sammlung, besonders von Diapositiven, die wir uns selbst und dadurch auf billige Weise herstellen. Im Hörsaal ist eine Reihe von schönen Aquarellen aufgehängt, die von der Künstlerin Fräulein MÜLLENSIFEN geschaffen wurden und die auch zum Teil in meinem Lehrbuch Verwendung gefunden haben. Sie sind für die Studierenden von außerordentlichem didaktischen Wert. Bedauerlich bleibt, daß die Kinderheilkunde, die früher als vierstündiges Kolleg gelesen wurde, jetzt auf 3 Stunden beschränkt wurde. Sie teilt dies Geschick aber mit allen Sonderfächern. Es hängt dies vor allem mit den schwierigen lokalen Verhältnissen der Universitäts-Institute in Würzburg zusammen, da ein Teil der Institute sich in der Stadt und ein Teil im Luitpoldkrankenhause befinden. Aber trotz alledem ist der Besuch ein guter, und es ist erfreulich, daß die Studierenden diesem Fache großes Interesse entgegenbringen.

An **Kongressen** fanden statt im Juni 1924 die Vereinigung südwestdeutscher Kinderärzte mit etwa 100 Teilnehmern, im September 1925 die Fürsorgeärzte Deutschlands mit etwa 150 Teilnehmern.

Außerdem findet jedes Jahr eine Tagung der unterfränkischen Fürsorgerinnen in der Kinderklinik statt, auf der den Teilnehmerinnen Vorträge vom Klinikvorstand und den Ärzten gehalten werden.

Wissenschaftliche Arbeiten wurden folgende veröffentlicht:

RIETSCHEL: Die pathogenetische Bedeutung der Fettsäuren in Fettmilchnahrungen. Zeitschr. f. Kinderheilk. Bd. 28. 1921.

RIETSCHEL: Zur Theorie der Buttermehlnahrung. Zeitschr. f. Kinderheilk. Bd. 28. 1921.

EHRENREICH, S. und M. RIESENFELD: Über Atropinwirkung auf das Auge des Säuglings. Zeitschr. f. Kinderheilk. Bd. 28. 1921.

RIETSCHEL: Die Tuberkulose des Kindesalters. Zeitschr. f. Tuberkul. Bd. 34, H. 7.

BENZING: Spätspasmophilie und Neuropathie. Monatsschr. f. Kinderheilk. Bd. 22. 1922.

MOHR, M.: Ein Beitrag zur Frage des reinen Pylorospasmus. Zeitschr. f. Kinderheilk. Bd. 29. 1921.

RIETSCHEL: Über Yatren, ein wasserlösliches Chinolinderivat. Med. Klinik 1921. Nr. 48.

RIETSCHEL: Zur Entstehung des Harnsäureinfarktes beim Neugeborenen. Monatsschr. f. Kinderheilk. Bd. 22. 1921.

RIETSCHEL: Zur Behandlung der Enuresis im Kindesalter. Münch. med. Wochenschr. 1922. Nr. 47.

FUTTER, H.: Ein Beitrag zur Frage des Einflusses der Kriegsernährung auf die Tuberkulosesterblichkeit. Beitr. z. Klin. d. Tuberkul. Bd. 51, H. 3. 1922.

WIECHERS, A.: Ödemkrankheit und Darmtuberkulose. Arch. f. Kinderheilk. Bd. 69.

RIETSCHEL: Zur Syphilisinfektion intra partum. Zeitschr. f. Kinderheilk. Bd. 31. 1922.

BENZING: Über Atropinfieber bei Säuglingen. Monatsschr. f. Kinderkeilk. Bd. 24.

TANNENBAUM, H.: Ein einfacher, wenig bekannter Leukozytennachweis im Harn. Dtsch. med. Wochenschr. 1922. Nr. 21.

RIETSCHEL: Das Problem der künstlichen Ernährung. Klin. Wochenschr. Jg. 1, Nr. 28.

HOFMEIER: Hautnekrose bei Scharlach. Zeitschr. f. Kinderheilk. Bd. 36. 1923.

ZOEPFFEL: Familiäres kongenitales Myxödem. Zeitschr. f. Kinderheilk. Bd. 36. 1923.

KREUTZER, H.: Zur Entstehung der Plaques postérosives (Erythema glutaeale). Zeitschr. f. Kinderheilk. Bd. 24. 1923.

RIETSCHEL: Zur Frage der prophylaktischen Injektion von Normalserum als Masernschutz. Dtsch. med. Wochenschr. Bd. 44. 1923.

BENZING: 2. Erfahrungen über Enuresis und Enuresisbehandlung bei Schulkindern. Zeitschr. f. ärztl. Fortbild. 1923. Jg. 20, Nr. 18.

HEFTER, E.: Nirvanolbehandlung bei Chorea minor. Zeitschr. f. Kinderheilk. Bd. 38. 1924.

REUTER, J. und W. SCHMITT: Untersuchungen über den Einfluß hoher oraler Eiweißgaben auf den Körper. Zeitschr. f. Kinderheilk. Bd. 38, H. 4. 1924.

SCHMITT, W.: Neuere Milchmischungen in der Kinderheilkunde. Med. Klinik 1924.

ZOEPFFEL, H. und W. SCHMITT: „Dynamische Eiweißhyperthermie." Ein Beitrag zur Frage des sog. Eiweißfiebers. Zeitschr. f. Kinderheilk. Bd. 38. 1924.

WELTRING, B.: Anwendung der Quarzlampe „Künstliche Höhensonne" in der Kinderheilkunde. Med. Klinik 1924. Nr. 15.

RIETSCHEL: Wie wirkt die Hitze im Sommer auf die Gesundheit des Säuglings schädlich? Med. Klinik 1924. Nr. 28.

HUMMEL, H.: Über die Wirkung der H-Ionenkonzentration auf die Guanidinvergiftung des isolierten Froschmuskels. Klin. Wochenschr. Jg. 3, Nr. 10.

RIETSCHEL: Sollen wir uns wie BIER zu der Homöopathie stellen? Dtsch. med. Wochenschr. 1925. Nr. 27.

HOLTZ, F.: Verfeinerte Mikromethoden. Klin. Wochenschr. Jg. 4, Nr. 5.

RIETSCHEL: Das Problem der Übertragung der angeborenen Syphilis. Dermatol. Wochenschr. Bd. 80, Nr. 3. 1925.

SCHMITT, W.: Weitere Untersuchungen über die Entstehung der „dynamischen Eiweißhyperthermie". Arch. f. exp. Pathol. u. Pharmakol. Bd. 106. 1925.

SCHMITT, W.: Vitaminfrage und Gesundheitsfürsorge. Zeitschr. f. Schulgesundheitspfl. u soz. Hyg. 1925. Jg. 38, Nr. 12b.

SCHMITT, W.: Die Bedeutung der Vitamine für die Ernährung und Ernährungsstörungen des Säuglings. Arch. f. Kinderheilk. Bd. 77.

SCHMITT, W.: Vitaminprobleme. I. Mitteilung. Ist die Rachitis eine gemischte (B + C-) Avitaminose (REYHER)? Zeitschr. f. Kinderheilk. Bd. 40.

RUDDER, B. DE: Prophylaxe und Therapie mit Rekonvaleszentenseren. Med. Klinik 1925. Nr. 48.

SCHMITT, W.: Vitaminprobleme in der Kinderheilkunde. Med. Klinik 1925. Nr. 16/17.

RIETSCHEL: Lehrbuch der Kinderheilkunde 1925. (Verlag I. F. Lehmann, München).

SCHMITT, W.: Das „epituberkulöse Infiltrat". Med. Klinik 1926. Nr. 14.

RUDDER, B. DE: Ziegenmilchanämie, der derzeitige Stand der Frage. Med. Klinik 1926.

RIETSCHEL: Pathologie der angeborenen Syphilis. Handb. d. Geschlechtskrankh. Herausg. v. JADASSOHN. Berlin: Julius Springer.

RIETSCHEL: Erkrankungen der Atmungsorgane. Lehrb. d. Kinderheilk. v. FEER. Jena 1926.

RIETSCHEL: Tuberkulose. Ebenda.

RIETSCHEL: Über Stoffwechselerkrankungen im Kindesalter. Tetanie und Rachitis. Vortrag gehalten in Wiesbaden. Erschienen bei KARGER in „Stoffwechselkrankheiten".

RUDDER, B. DE: Spezifische Prophylaxe und Therapie bei Masern und Scharlach. Erschienen im Verlag Gmelin, München.

FUNK, G.: Vergiftungserscheinungen nach Anwendung von Mitigal bei einem Säugling. Med. Klinik 1926. Nr. 46.

RUDDER, B. DE: Die Nirvanolanaphylaxie. Untersuchungen zum Anaphylaxieproblem. Zeitschr. f. Kinderheilk. Bd. 42, H. 3/4. 1926.

SCHMITT, W.: Vitaminprobleme. II. Mitteilung. Zeitschr. f. Kinderheilk. Bd. 42, H. 3/4. 1926.

RIETSCHEL, H.: Gibt es ein Freß-, Durst- und Schreifieber? Münch. med. Wochenschr. 1926. Nr. 49.

GWODZ, A.: Symptomatischer Morbus Werlhof bei Paratyphus-B. Arch. f. Kinderheilk. Bd. 80, H. 2. 1927.

RUDDER, B. DE: Scharlachproblem. Med. Klinik 1927. Nr. 4.

RUDDER, B. DE: Epidemische Probleme beim Scharlach. Münch. med. Wochenschr. 1927. Nr. 6.

RIETSCHEL, H. und FR. STRIECK: Über das „alimentäre Fieber" und den „Intoxikationszustand" der Säuglinge. Zeitschr. f. Kinderheilk. Bd. 43, H. 1/2. 1927.

RIETSCHEL, H., G. PRINKE und FR. STRIECK: Über Arbeits-(Schrei-)Hyperthermie bei Säuglingen.

RIETSCHEL, H.: Nachruf auf GÖPPERT. Klin. Wochenschr. 1927. Jg. 6, Nr. 12.

RIETSCHEL, H.: Einige Bemerkungen über Durstzustände bei Säuglingen und Kleinkindern. Fortschr. d. Therapie. März 1927. H. 6.

BAER, H.: Leibschmerzen im Kindesalter. Med. Klinik 1927. Nr. 20/21.

RUDDER, B. DE: Beiträge zur Sinnesphysiologie des frühen Lebensalters. II. Zum Farbensinn des Säuglings. Zeitschr. f. Kinderheilk. Bd. 43, H. 3.

RIETSCHEL, H. und H. HUMMEL: Über die Wechselbeziehungen zwischen Bakterienflora und den Verdauungsvorgängen beim Säugling. Handb. d. normalen u. pathol. Physiologie. Bd. 3. B/II Verdauung und Verdauungsapparat.

PRINKE, G.: Klinische Erfahrungen mit dem neuen Rachitismittel von WINDAUS-HESS.

TIMPE, O.: Ein Beitrag zur Chemie des Kaseins der Kuhmilch. Zeitschr. f. Kinderheilk. Bd. 44, H. 1/2. 1927.

RIETSCHEL, H.: Über die Pathologie des Durstes. Internationaler ärztlicher Fortbildungskurs in Karlsbad. Karlsbader ärztl. Vorträge. Bd. 9. 1928.

RUDDER, B. DE: Gesetzmäßigkeiten bei der Scharlach- und Diphtheriedurchseuchung.

RUDDER, B. DE: Die Zivilisationsseuchen in ihrer Beziehung zu Fürsorge und Seuchenpolizei. Klin. Wochenschr. 1927. Jg. 6, Nr. 35.

RIETSCHEL, H., O. BODE und FR. STRIECK: Respirationsversuche bei dynamischer Eiweißhyperthermie. Arch. f. exper. Pathol. u. Pharmakol. Bd. 121, H. 5/6. 1927.

RUDDER, B. DE: Das Durchseuchungsproblem bei den Zivilisationsseuchen (Masern, Scharlach und Diphtherie). Ergebn. d. inn. Med. u. Kinderheilk. Bd. 32. 1927.

RIETSCHEL, H.: Über die Pathologie des Durstes. III. Ärztl. Fortbildungskurs. Bad Kissingen 1927.

RIETSCHEL, H.: Alimentäres Fieber. Med. Klinik 1927. Nr. 48/49.

RUDDER, B. DE: Erfahrungen mit Myosalvarsan. Münch. med. Wochenschr. 1927. Nr. 50, S. 2143.

An Doktorarbeiten wurden verfaßt:

HOFMEIER, KURT: Schwere Fälle von kruppöser Pneumonie im Kindesalter. 1921.

LOERS, HERMANN: Über kachektische Ödeme bei Darmtuberkulose. 1921.

GANGLOFF, WILHELM: Über Myatonia congenita. 1921.

SCHLIEF, EUGEN: Über die Zunahme der Tuberkulosesterblichkeit und ihre Ursache. 1921.

ALI, SAFIÉ: Über Pachymeningitis haemorrhagica interna im Säuglingsalter. 1921.

MÜLLER, JULIUS: Forme fruste der Hypothyreose. 1922.

HÖHLER, ADOLF: Ein Fall von kongenitaler Tuberkulose. 1922.

BAMBERGER, J.: Bestehen Beziehungen zwischen Tetanie und Epilepsie? 1922.

FEUERSTAK, VALESKA: Postgrippale Lungenerkrankungen im Säuglingsalter und ihre Abgrenzung gegen Tuberkulose. 1922.

HEINE, WALTER: Gibt es eine „Dentitio difficilis im Kleinkindesalter?" 1922.

HALTENBERGER, ALBERT: Können verwahrloste Mundverhältnisse zu einer Verminderung der Stillfähigkeit, d. h. zu vermindertem Milchfluß führen? 1922.

BREHME, THILO: Die Bauchfelltuberkulose des Kindesalters. 1922.

HEDWIG, DREES: Über Veränderungen des Blutbildes beim Atropinfieber des Säuglings. 1922.

EDGAR, APOLANT: Kasuistischer Beitrag zur Pathogenese der Hirschsprungschen Krankheit. 1922.

WEINDEL, FERDINAND: Beziehungen zwischen dem opsonischen Index und der Pirquetschen Reaktion bei Kindern.

COHN, ERNST HELLMUTH: Die Tuberkulose des Kindesalters und ihr Verhalten an der Universitäts-Kinderklinik Würzburg während der Jahre 1917—1920.

BAER, MAX: Das Geburtstrauma als ätiologisches Moment der Littleschen Krankheit.

LIPMANN, LILY: Inwieweit kommt die Zersetzung der Milch als Ursache für die akuten Verdauungsstörungen der Säuglinge im Sommer in Betracht?

LEVY, S.: Über Pneumokokkenperitonitis. 1923.

HOMBURGER, FRITZ: Die konservative und chirurgische Behandlung des Pylorospasmus. 1923.

DIVER, FRITZ: Über die Erfolge mit Fettnahrungen an der Universitäts-Kinderklinik. 1923.

MORITZ, EMMY: Die Spätzustände der Encephalitis epidemica. 1923.

SCHINDLER-BEHRENS, GERDA: Ist die Chorea als selbständige Erkrankung oder als Äquivalent der Polyarthritis rheumatica aufzufassen? 1923.

GÜNTHER, ANTON: Die Lichtbehandlung bei Rachitis. 1923.

KRAUS, KARL: Über Turmschädel im Kindesalter. 1923.

WEINBERG, S.: Die Therapie des Keuchhustens. 1924.

FISCHER, LUDWIG: Die Beziehung der Wassermann-Reaktion der Mutter und des Kindes bei Lues congenita. 1924.

RUNCK, FRANZ FRIEDRICH: Die Stillverhältnisse der Stadt Würzburg. 1924.

SOMMER, JAKOB: Über die Senkungsgeschwindigkeit der roten Blutkörperchen im Säuglingsalter. 1924.

HEILER, ANNELIESE: Forschungsergebnisse über Ätiologie und Pathogenese der Rachitis in den letzten 5 Jahren.

HAEFKE, WERNER: Die entgiftende Wirkung des Traubenzuckers bei der Guanidintetanie im Froschversuch. 1924.

BECKER, ANTONIE: Beiträge zur Lichttherapie bei Spasmophilie. 1924.

SCHLEGTDENDAL, KARL: Besteht das Profetasche Gesetz zu Recht?

KOLB, GEORG: Über die Heine-Medinsche Krankheit in Würzburg und Umgebung 1921/23. 1924.

WITTER, MARGARETE: Stickstoffbestimmung nach DUMAS-PREGL und ihre Anwendung auf biologische Substrate. 1926.

BIERMANN, RUDOLF: Ein Beitrag zur Kasuistik der angeborenen Okklusionen des Dünndarms.

LOKAY, ALPHONS: Das Kindererholungsheim Wöllershof in seiner Bedeutung für die soziale Wohlfahrt. 1926.

SCHINDLER, GERTRUD: Über intestinalen Infantilismus (HERTER-HEUBNER). 1927.

FUNK, GRETL: Beitrag zur Kenntnis der Überleitungsstörungen im Kindesalter. 1928.

Klinik, Poliklinik und Abteilung für Haut- und Geschlechtskrankheiten.

Von

Prof. Dr. **KARL ZIELER**

Vorstand.

Der Bau der Universitätsklinik und Poliklinik für Haut- und Geschlechtskrankheiten ist in der Zeit der stärksten Geldentwertung erfolgt. Dies hat notwendigerweise zu einer gewissen Einschränkung und Vereinfachung besonders in der Einzeldurchführung und der Ausstattung geführt im Vergleich zu den Hauptkliniken, die schon früher — im Rohbau zum Teil schon im Kriege — fertig gestellt worden waren. Die Klinik ist räumlich sehr beengt, da die ursprünglichen Pläne aus dem Jahre 1909 stammen und eine entsprechende und notwendige gründliche Erweiterung beim Bau nach dem Kriege an den damals vorhandenen Mitteln gescheitert ist.

Die neuen Räume der Klinik und Abteilung sind am 1. Oktober 1922 bezogen worden. Behelfsmäßig war schon vorher — seit Juli 1921 — eine Abteilung von 40 Betten für polizeilich eingewiesene weibliche Geschlechtskranke im Dachgeschoß des Infektionshauses eingerichtet worden, da die Räume im Juliusspital für die große Zahl der Kranken nicht mehr ausgereicht hatten.

Die Klinik und Poliklinik für Haut- und Geschlechtskrankheiten

(siehe Abb. 3 u. 4)

ist mit einem Teil der Klinik und Poliklinik für Ohren-, Nasen- und Kehlkopfkranke untergebracht im Bau 12 des Luitpoldkrankenhauses. Die einzelnen Räume der Hautklinik sind auf das Sockel-, Erd- und Dachgeschoß verteilt, während das erste Obergeschoß zur Klinik für Ohren-, Nasen- und Kehlkopfkranke gehört.

Im Sockelgeschoß sind zwei Sterilisationsräume, zwei Laboratorien (serologisches Laboratorium und Laboratorium für Tierversuche), ein Raum für einen Röntgenapparat, ferner ein Teil der Tierställe und eine Dienerwohnung untergebracht.

Im Erdgeschoß befinden sich die Räume für den Unterricht (Hörsaal, Sammlungsraum, Kleiderablage für Studenten), die für die Behandlung der poliklinischen Kranken notwendigen Räume (Abfertigungszimmer, mit je einem Wartezimmer für Männer und Frauen, die Abteilung für Strahlen- und physikalische Behandlung), ein Anmeldezimmer (Aufenthaltsraum für den Hauswart), das Vorstandszimmer mit einem kleinen Vorzimmer (das gleichzeitig als Schreibzimmer dient), die Bücherei und zwei Laboratorien.

Im Dachgeschoß sind das photographische Zimmer mit der Dunkelkammer und Wohn- und Schlafzimmer von zwei Assistenten untergebracht, ebenso zwei Zimmer für Laborantinnen.

I. Sockelgeschoß.

Im Laboratorium für Tierversuche müssen auch die bakteriologischen und mikroskopischen Arbeiten erledigt werden. Das serologische Laboratorium hat die serologischen Arbeiten für die Poliklinik und die Abteilung zu erledigen und wird auch von anderen Kliniken und Ärzten reichlich in Anspruch genommen. Die Arbeiten werden von 2 Laborantinnen unter Aufsicht eines Assistenzarztes erledigt.

Die Zahl und die Art der wichtigsten in den letzten Jahren ausgeführten Untersuchungen ergibt sich aus folgender Zusammenstellung:

Untersuchung des Blutes bzw. der Rückenmarksflüssigkeit.

Jahr	nach WASSERMANN	nach SACHS-GEORGI	nach MEINICKE	mittels der Goldsolreaktion	Gesamtzahl
1922	7666	5830	3008	38	16542
1923	5283	4502	3298	256	13339
1924	6017	4378	3181	305	13881
1925	5973	4748	3862	487	15070
1926	5168	4865	4008	564	14605
1927	6145	5829	5085	330	17389

Von den zwei Sterilisationsräumen ist der eine für Dampf-, der andere für Trockensterilisation eingerichtet. Dieser dient gleichzeitig als Aufbewahrungsraum für Chemikalien und Glasinstrumente. Im Röntgenapparatenraum befindet sich der Radiokonstant II (KOCH und STERZEL), ein Gleichspannungsapparat mit zwei Glühventilen.

Der Tierstall ist nur für kleine Versuchstiere (Meerschweinchen, Kaninchen usw.) bestimmt bzw. verwendbar. Die einzelnen Tierställe sind im Zementmonierkonstruktion eingebaut.

Auf das ursprünglich vorgesehene chemische Laboratorium mußte aus Ersparnisgründen verzichtet werden. Etwaige chemische Arbeiten müssen in den anderen Laboratorien erledigt werden.

II. Erdgeschoß.

a) Räume für den Unterricht.

Der Hörsaal enthält 132 Sitzplätze (Klappstühle). Er ist infolge der baulichen Verhältnisse viel zu niedrig, so daß der Zeißsche Projektionsapparat leider nicht verdeckt eingebaut werden konnte, sondern hin- und hergefahren werden muß. Der Projektionsapparat ist für diaskopische, episkopische und Mikroprojektion eingerichtet. Für besondere Zwecke ist außerdem noch ein kleiner Apparat für Mikroprojektion vorhanden. Die Verdunkelung des Hörsaals erfolgt durch elektrischen Antrieb. Als Mikroskopierlampen dienen 10 elektrische Birnen, die unterhalb der Schreibauflage der ersten Sitzreihen verdeckt angebracht sind. So werden besondere Tische erspart, die sonst auch wegen des mangelnden Platzes nicht aufgestellt werden könnten. Die Zahl der Hörer, der Stunden der klinischen Hauptvorlesung und der dabei vorgestellten Fälle ergibt sich aus folgender Tabelle:

Semester	Zahl der		
	Vorlesungen	vorgestellten Fälle	Hörer
Wintersemester 1922/23	38	175	185
Sommersemester 1923	28	121	195
Wintersemester 1923/24	41	186	103
Sommersemester 1924	28	125	92
Wintersemester 1924/25	36	167	67
Sommersemester 1925	26	114	80
Wintersemester 1925/26	38	187	68
Sommersemester 1926	25	122	43
Wintersemester 1926/27	37	166	58
Sommersemester 1927	30	123	70
Wintersemester 1927/28	36	177	80

Die Hauptvorlesung wurde ergänzt durch praktische Übungen in der Erkennung und Behandlung der Haut- und Geschlechtskrankheiten, sowie durch Einzelvorlesungen über Behandlung der Hautkrankheiten, über Wesen und Behandlung der Syphilis bzw. des Trippers. In jedem Sommersemester wird außerdem eine öffentliche Vorlesung über Wesen, Bedeutung, Verhütung und Bekämpfung der Geschlechtskrankheiten für Hörer aller Fakultäten abgehalten.

Neben dem Hörsaal befindet sich die Kleiderablage der Studenten und der Sammlungsraum. Dieser enthält die für den Unterricht bestimmten farbigen Wachsabgüsse (283 Stück, sämtliche von dem Breslauer Künstler ALFONS KRÖNER) in 6 Glasschränken, ferner die photographischen und farbigen Abbildungen.

b) Räume für die Abfertigung von Kranken.

α) Poliklinik.

Leider steht für die Untersuchung und Behandlung der die Poliklinik aufsuchenden Kranken nur ein, allerdings reichlich großer Raum, zur Verfügung, der an jeder Querseite durch eine Tür mit dem Wartezimmer für Männer bzw. für Frauen in Verbindung steht. In diesem Abfertigungszimmer ist an den an die Wartezimmer grenzenden Seiten je ein Untersuchungstisch durch Vorhänge vom übrigen Raum abgetrennt, so daß die gleichzeitige Behandlung von 2—3 Kranken möglich ist, die sich gegenseitig nicht sehen können. Der Dienst in der Poliklinik wurde früher von 3—4 und wird jetzt von 2 Ärzten in 6—8 täglichen Stunden erledigt. Für Studenten werden besondere Sprechstunden abgehalten. Die Zahl der in den letzten 6 Jahren behandelten Kranken ergibt sich aus folgender Zusammenstellung:

Jahr	Hautkranke	Geschlechtskranke	Gesamtzahl
1922	3452	1069	4521
1923	3491	861	4352
1924	3913	476	4589
1925	4106	496	4602
1926	4500	399	4899
1927	4767	403	5170

In den Räumen der Poliklinik werden auch die Sprechstunden der Beratungsstelle für Geschlechtskranke (Landesversicherungsanstalt von Unterfranken und Aschaffenburg) unter Leitung des Vorstandes vom 1. Assistenten abgehalten.

β) Abteilung für Strahlen- und physikalische Behandlung.

Diese Abteilung ist räumlich sehr beschränkt. Insbesondere fehlen Wartezimmer vollständig, so daß der Gang vor dem Behandlungszimmer als Wartezimmer verwendet werden muß. Infolge dieses Raummangels mußte ein Bestrahlungsraum nach JESIONEK und ein Kohlenbogenlichtbad, die beide sachlich (ärztliche Aufsicht) zur Lichtabteilung gehören, in Räumen der Abteilung untergebracht werden.

Für die Krankenbehandlung stehen in der Lichtabteilung selbst 2 Räume zur Verfügung.

1. Das Röntgenzimmer.

In ihm befinden sich zwei Röntgenapparate: bisher ein kleiner Apex-Apparat (Reiniger, Gebbert und Schall) für gashaltige und ein Veifa-Reform-Apparat für Coolidgeröhren mit je einem Lagerungstisch für Kranke. Der Apex-Apparat wurde, da er durch den langjährigen Betrieb stark abgenutzt worden war, im Januar 1928 durch einen Radio-Konstant-Apparat (Koch und Sterzel) ersetzt. Der eigentliche Bestrahlungsraum ist vom übrigen Zimmer durch eine vom Boden bis zur Decke reichende doppelte Holzwand getrennt. Zwischen diesen beiden Wänden liegt eine $2^1/_2$ mm starke Bleifolie, so daß Arzt und Personal (2 Schwestern) hinreichend gegen die Strahlen geschützt sind. Ein in die Wand eingelassenes 2,35 m breites und 0,66 m hohes Bleiglasfenster ermöglicht die ständige Beobachtung der Apparate und der Kranken, während der Bestrahlung. In diesem Vorraum müssen auch die notwendigen Untersuchungen und schriftlichen Arbeiten vorgenommen werden. Die geschilderten Schutzvorrichtungen gegen Streustrahlen entsprechen nicht mehr ganz den heutigen Ansprüchen.

2. Das Zimmer für physikalische Behandlung

kann durch Vorhänge in drei Teile abgeteilt werden. In ihm befinden sich 2 Quarzlampen nach KROMEYER, 2 Finsen-Reyn-Lampen und 3 Höhensonnen nach BACH. Außerdem ein Diathermieapparat (Siemens-Halske) und ein Pantostat. Für Radiumbehandlung stehen 2 Präparate zur Verfügung: ein in eine runde Silberkapsel (nach WICHMANN) von 14 mm Durchmesser eingeschmolzenes Präparat ($= 21,1$ mg Radiumelement bzw. 39 mg Radiumbromid) und ein in der Emailleschicht einer rechteckigen ($2,0 \times 3,0$ cm) Porzellanplatte enthaltenes schwächeres Präparat ($= 8$ mg Radiumelement).

Eine starke Entlüftungsanlage sorgt für schnelle Lufterneuerung in beiden Räumen.

Die Zahl der in den letzten Jahren ausgeführten Bestrahlungen zeigt die folgende Zusammenstellung:

Jahr	a) Röntgen	b) Radium bzw. Mesothorium	c) Quarzlampe, Finsen, Höhensonne, Diathermie	Insgesamt
1922	3082	472	2014	5568
1923	3230	563	3057	6850
1924	3180	709	4482	8371
1925	2795	720	4220	7735
1926	1311	989	5126	7426
1927	1205	867	5290	7362

Die Abnahme der Zahl der Röntgenbestrahlungen ist eine scheinbare. Denn an die Stelle der früher üblichen Teilbestrahlungen sind vielfach Tiefenbestrahlungen getreten, deren Zahl naturgemäß eine wesentlich geringere ist.

c) Laboratorien und Bücherei.

Von den beiden Laboratorien enthält das größere 6 Arbeitsplätze für Assistenten und dient für größere chemische und mikroskopische Untersuchungen sowie für den Unterricht, das kleinere ist als Laboratorium des Vorstandes vorgesehen.

Die Bücherei

verfügt über die hauptsächlichsten in- und ausländischen Zeitschriften des Faches in teilweise vollständigen Reihen, sowie über die wichtigsten allgemein medizinischen Wochenschriften. Ferner sind die meisten dermatologischen Atlanten, Lehr- und Handbücher des In- und Auslandes vorhanden, ebenso eine Reihe wichtiger allgemein-medizinischer Werke der Grenzgebiete. Der Raum ist leider so beschränkt, daß nicht mehr als 2 Ärzte gleichzeitig in der Bücherei arbeiten können.

III. Dachgeschoß.

Im Zimmer für Lichtaufnahmen

ermöglicht ein großes Milchglasfenster, das fast eine ganze Wand einnimmt, Tageslicht-, und eine zweckmäßige Verdunkelungsvorrichtung jederzeit Blitzlichtaufnahmen. Für den Unterricht werden fast ausschließlich stereoskopische Aufnahmen angefertigt, von wichtigen Fällen auch Farbenaufnahmen.

Als Raum für Mikrophotographie dient ein kleiner im Erdgeschoß gelegener Raum (zwischen Klinik und Abteilung), der einen Teil des Schachtes für einen ursprünglich vorgesehenen elektrischen Aufzug abgeben sollte.

Am 27. 2. 1924 hat sich Dr. G. BIRNBAUM, am 8. 7. 1925 Dr. H. FÖRTIG für das Fach der Haut- und Geschlechtskrankheiten habilitiert.

Dr. BIRNBAUM erhielt August 1927 Titel, Rang und Rechte eines a. o. Professors verliehen. Er hat am 1. 10. 1927 die Leitung der Abteilung für Haut- und Geschlechtskrankheiten am städtischen Krankenhaus in Dortmund übernommen.

Verzeichnis der in der Berichtszeit erschienenen Arbeiten aus der Klinik.

ZIELER, K.: Die Geschlechtskrankheiten. 2. Aufl. Leipzig: Georg Thieme 1922.

ZIELER, K.: Lehrbuch und Atlas der Haut- und Geschlechtskrankheiten. Berlin und Wien: Urban u. Schwarzenberg 1924.

ZIELER, K.: Lehrbuch und Atlas der Haut- und Geschlechtskrankheiten. 2. Aufl. in 2 Bänden. Ebenda. 1928.

ZIELER, K.: Weitere Untersuchungen über die Wirkung des Tuberkulins. (Gegen H. SELTER u. E. TANCRÈ). Zeitschr. f. Tuberkul. Bd. 36, S. 119. 1922.

ZIELER, K.: Zur Frage der Syphilisverbreitung und der Säuglings- bzw. Ammensyphilis. Dtsch. med. Wochenschr. 1922. Nr. 13, S. 413—414.

ZIELER, K.: Würzburger Ärzteabend 7. 3. 1922. Münch. med. Wochenschr. 1922. Nr. 14, S. 530—531.

ZIELER, K.: Über das Wesen der Tuberkulinreaktion. Zeitschr. f. Immunitätsforschung u. exp. Therapie, Orig. Bd. 34, S. 244—245. 1922.

ZIELER, K. und G. BIRNBAUM: Über Yatren mit besonderer Berücksichtigung zweier Fälle von akuter gelber Leberatrophie nach dessen subkutaner Anwendung. Münch. med. Wochenschr. 1922, Nr. 18, S. 664—666.

ZIELER, K.: Die Bedeutung der tuberkulösen Allergie für das Entzündungsproblem und die Proteinkörpertherapie. Dtsch. med. Wochenschr. 1922. Nr. 21, S. 685.

ZIELER, K.: Würzburger Ärzteabend 30. 5. 1922. Münch. med. Wochenschr. 1922, Nr. 26, S. 988—989.

ZIELER, K.: Über kombinierte Strangsklerose. Dtsch. Zeitschr. f. Nervenheilk. Bd. 75, S. 41—45. 1922.

ZIELER, K. und H. J. MARKERT: Zur Frage der Giftempfindlichkeit der Haut tuberkulöser und tuberkulosefreier Menschen. Dtsch. med. Wochenschr. 1922, Nr. 50, S. 1672—1673.

ZIELER, K.: Würzburger Ärzteabend 3. 12. 1922. Münch. med. Wochenschr. 1923. Nr. 1, S. 37—38.

ZIELER, K.: Würzburger Ärzteabend 3. 6. 1923. Münch. med. Wochenschr. 1923. Nr. 32, S. 1072.

ZIELER, K.: Fortschritte in der Erkennung der Syphilis. Dtsch. med. Wochenschr. 1923, Nr. 51, S. 1538—1541.

ZIELER, K.: Würzburger Ärzteabend 4. 12. 1923. Münch. med. Wochenschr. 1924. Nr. 1, S. 29—30.

ZIELER, K. und MUTSCHLER: Die Frühbehandlung der Syphilis. Abdruck aus W. KOLLE und K. ZIELER: Handb. d. Salvarsantherapie. Bd. 1, S. 607—635. 1924.

ZIELER, K. Würzburger: Ärzteabend 27. 10. 1924. Münch. med. Wochenschr. 1924. Nr. 47, S. 1670.

ZIELER, K.: Die Behandlung der Haut- und Geschlechtskrankheiten. Reichsmedizinalkalender 1925. I. Beih. S. 90—123.

ZIELER, K. und G. BIRNBAUM: Exantheme und Ikterus bei Salvarsanbehandlung. Abd. aus W. KOLLE u. K. ZIELER: Handb. d. Salvarsantherapie. 1925. Bd. 2, S. 117—206.

ZIELER, K.: Die allgemeinen Grundlagen der modernen Behandlung des Trippers. Zeitschr. f. Urol. Bd. 19, S. 4—18. 1925.

ZIELER, K.: Early treatment and early cure of Syphilis. The So-Called Abortive Treatment. The Urologie and cutaneous review. 1925. Nr. 3, p. 133—136.

ZIELER, K.: Sifilis tratamiento antisifilitico e higado. La medicina germano-hispano-Americana. 1925. Nr. 1.

ZIELER, K.: Die Behandlung der Haut- und Geschlechtskrankheiten. Reichsmedizinkalender. 1926. I. Beih. S. 104—137.

ZIELER, K.: Würzburger Ärzteabend 24. 11. 1925. Münch. med. Wochenschr. 1925. Nr. 51, S. 2218.

ZIELER, K.: Frühbehandlung und Frühheilung der Syphilis. Dtsch. med. Wochenschrift 1926. Nr. 2, S. 49—52.

ZIELER, K.: Erkrankungen der Leber bei Syphilis und Syphilisbehandlung und deren Bedeutung für den praktischen Arzt. Münch. med. Wochenschr. 1926. Nr. 4, S. 135—139.

ZIELER, K.: Praktische Behandlungen der Pyodermien. Dtsch. med. Wochenschr. 1925. Nr. 5, S. 193—195.

ZIELER, K.: Sobre las acciones nocivas del Salvarsan. Rev. med. de Hamburgo Bd. 7, Nr. 1, S. 19—23. 1926.

ZIELER, K. und W. SCHÖNFELD: Geschlechtskrankheiten. Handb. d. Sexualwissenschaften. 3. Aufl. 1926. S. 900—1066.

ZIELER, K.: Zur Behandlung von Hautkrankheiten, insbesondere der Furunkulose mit homöopathischen Schwefelgaben. Dtsch. med. Wochenschr. 1926. Nr. 17.

ZIELER, K.: Über Salvarsanschäden. Fortschr. d. Therapie 1926. Nr. 11.

ZIELER, K.: Zur Frage der Heilung des Trippers. Wien. med. Wochenschr. 1926. Nr. 31.

ZIELER, K.: Zur Spezifität der Tuberkulinreaktion. Verhandl. d. phys.-med. Ges. zu Würzburg. N. F. Bd. 51, H. 1, S. 5—6. Sitzg. v. 28. 1. 1926.

ZIELER, K. und J. HÄMEL: Zur Spezifität der Tuberkulinreaktion. Beitr. z. Klin. d. Tuberkul. Bd. 63, S. 991—1010. 1926.

ZIELER, K.: Zur Spezifität der Tuberkulinreaktion mit besonderer Berücksichtigung ihrer histologischen Grundlagen. Beitr. z. Klin. d. Tuberkul. Bd. 64, S. 94—105. 1926.

ZIELER, K.: Zur Spezifität der Tuberkulinreaktion. Verhandl. d. phys.-med. Ges. zu Würzburg. N. F. Bd. 52, H. 2. Sitzg. v. 15. 7. 1926.

ZIELER, K.: Die Behandlung der Haut- und Geschlechtskrankheiten. Reichsmedizinalkalender 1927. I. Beih. S. 89—122.

ZIELER, K.: Über Salvarsanschäden. Medizinische Monatsschrift, herausg. v. d. med. Fakultät d. Tung-Chi-Universität Schanghai 1927. Jg. 2, Nr. 4, S. 129 bis 143.

ZIELER, K. und J. HÄMEL: Die Spezifität der Tuberkulinreaktion. Dermatol. Zeitschr. Bd. 51, S. 4—17. 1927.

ZIELER, K.: Die Behandlung der Haut- und Geschlechtskrankheiten. Reichsmedizinalkalender 1928. I. Beih. S. 106—139.

ZIELER, K.: Umfrage: Nach welcher Zeit, von der Infektion an gerechnet, darf ein Syphilitiker heiraten? Med. Klinik 1927. Nr. 47, S. 1813—1814.

ZIELER, K.: Erfahrungen über die Behandlung des Trippers des Gebärmutterhalskanals bzw. der Gebärmutter. Dtsch. med. Wochenschr. 1928, Nr. 1, S. 3.

BIRNBAUM, G.: Zur Frage des Einflusses schwerer Exantheme nach Salvarsan- bzw. Salvarsanquecksilberbehandlung auf den Verlauf der Syphilis. Berlin. klin. Wochenschr. 1921. Nr. 43, S. 1270.

BIRNBAUM, G.: Die Beziehungen des Lupus erythematosus zur Tuberkulose. Arch. f. Dermatol. u. Syphilis. Bd. 145, S. 292. 1924. (Kongreßbericht 1923.)

BIRNBAUM, G.: Syphilis, Leber und Salvarsan. Arch. f. Dermatol. u. Syphilis. Bd. 145, S. 350—353. 1924. (Kongreßbericht 1923.)

BIRNBAUM, G.: Gelbsucht und Leberatrophie bei Salvarsanbehandlung. Zentralbl. f. Haut- u. Geschlechtskrankh. Bd. 14, S. 137—160. 1924.

BIRNBAUM, G.: Beiträge zur Frage des sog. Salvarsanikterus. Arch. f. Dermatol. u. Syphilis. Bd. 148, S. 44—68. 1924.

BIRNBAUM, G.: Zur Frage der Beziehungen des Lupus erythematosus zur Tuberkulose. Arch. f. Dermatol. u. Syphilis. Bd. 153, S. 1—19. 1927.

BIRNBAUM, G.: Zur Heilbarkeit der Syphilis und zur Verhütung der angeborenen Syphilis durch die moderne Behandlung. Dtsch. med. Wochenschr. 1927, Nr. 45. Außerdem siehe unter ZIELER Nr. 7 u. 19.

FÖRTIG, H.: Vergleichende Untersuchungen über die Brauchbarkeit einiger „Trübungsreaktionen" (DOLD, MEINICKE) für die Syphiliserkennung. Dtsch. med. Wochenschr. 1923. Nr. 6, S. 184—185.

FÖRTIG, H.: Über abweichende Liquorbefunde bei progressiver Paralyse. Zeitschr. f. d. ges. Neurol. u. Psychiatrie. Bd. 89, S. 597—599. 1924.

FÖRTIG, H.: Erfahrungen mit der MEINICKEschen Trübungsreaktion im aktiven Serum. Münch. med. Wochenschr. 1924. Nr. 12, S. 365.

FÖRTIG, H.: Über den Ausfall der Wassermannschen Reaktion im aktiv und inaktiv untersuchten Liquor in den einzelnen Syphilisstadien. Arch. f. Dermatol. u. Syphilis. Bd. 147, S. 246—250. 1924.

FÖRTIG, H.: Über den Einfluß verschiedener Temperaturen auf den Ausfall der Wassermannschen Reaktion im aktiven und inaktiven Serum mit besonderer Berücksichtigung der „okkulten" Schwankung bei Primärsyphilis. Dermatol. Wochenschr. Bd. 78, S. 668—676. 1925.

FÖRTIG, G.: Über die Wassermannsche Komplementbildungsreaktion auf aktive Tuberkulose, mit besonderer Berücksichtigung der Hauttuberkulose. Dtsch. med. Wochenschr. 1924. Nr. 46, S. 1570—1571.

FÖRTIG, H.: Indikationen, Dosierung, Vorsichtsmaßregeln, Verhütung der Nebenerscheinungen, Idiosynkrasie bei Salvarsan. Abd. aus W. KOLLE u. K. ZIELER: Handb. d. Salvarsantherapie. Bd. 2, S. 303—329. 1925.

FÖRTIG, H.: Syphilis und Liquor. Verhandl. d. phys.-med. Ges. zu Würzburg. Bd. 50, S. 175—178. (Sitzg. v. 10. 5. 1925.)

FÖRTIG, H.: Beiträge zu den Ergebnissen der Liquoruntersuchung bei Syphilis. Arch. f. Dermatol. u. Syphilis. Bd. 149, S. 627—666. 1925.

FÖRTIG, H.: Beiträge zu den Methoden der Liquoruntersuchungen bei Syphilis. Zeitschr. f. d. ges. Neurol. u. Psychiatrie. Bd. 100, S. 387—416. 1926.

FÖRTIG, H. und F. WEHSARG: Über die Veränderung der weißen Blutbilder nach Alttuberkulingaben (zugleich ein Beitrag zur Spezifität der AT-Reaktion). Beitr. z. Klin. d. Tuberkul. Bd. 65, S. 752—762. 1927.

FÖRTIG, H.: Beiträge zur Ausführung und Theorie der Goldsolreaktion im Liquor cerebrospinalis. Zeitschr. f. Immunitätsforsch. u. exp. Therapie, Orig. Bd. 51, S. 65—72. 1927.

FÖRTIG, H.: Experimentelle Beiträge zur Frage der Erzeugung der syphilitischen Blutveränderung am Menschen und Kaninchen. Zeitschr. f. Immunitätsforsch. u. exp. Therapie, Orig. Bd. 52, S. 328—333. 1927.

MARKERT, J.: Experimentelle Untersuchungen über die diagnostische Verwertbarkeit und die Spezifität der Hautimpfungen mit Trichophytinen. Münch. med. Wochenschr. 1921. Nr. 40, S. 1288—1290.

MARKERT, J.: Einzeitige Behandlung der Syphilis mit Neosalvarsan-Novasurol. Arch. f. Dermatol. u. Syphilis. Bd. 141, S. 244—250. 1922.

MARKERT, J.: Vergleichende Untersuchungen zur Frage der Empfindlichkeit der Haut gegenüber Alt- und Perlsuchttuberkulin mit besonderer Berücksichtigung der Hauttuberkulose. Beitr. z. Klin. d. Tuberkul. Bd. 55, S. 94—100. 1923.

MARKERT, J.: Beiträge zur Frage der Tuberkulinüberempfindlichkeit und der antigenen Eigenschaften des Tuberkulins. Zeitschr. f. Immunitätsforsch. u. exp. Therapie, Orig. Bd. 40, S. 172—178. 1924.
Außerdem siehe unter ZIELER.

ARNOLD, W.: Über die Heilung der gonorrhoischen Prostatitis mit Arthigon und Terpentin. Münch. med. Wochenschr. 1922. Nr. 17, S. 988—989.

SCHILLER, R.: Erfahrungen mit Neosilbersalvarsan. Dtsch. med. Wochenschr. 1922. Nr. 39, S. 1307—1308.

SCHILLER, R.: Zur Frage der Verbreitung des weichen Schankers. Arch. f. Dermatol. u. Syphilis. Bd. 146, S. 509—512. 1924.

MUTSCHLER, R.: Die Behandlung des Trippers der Gebärmutter mit Arzneistäbchen und Zelluloidkapseln nach PUST. Zeitschr. f. Geburtsh. u. Gynäkol. Bd. 87, S. 300—308. 1924. (Festschrift für HOFMEIER).

MUTSCHLER, R.: Zur Frage der Abortiv- bzw. Frühbehandlung der Syphilis. Arch. f. Dermatol. u. Syphilis. Bd. 147, S. 147, 107—115. 1924. (Außerdem siehe unter ZIELER.)

BIEDER, H.: Zur intravenösen Behandlung des weiblichen Trippers mit Vucinum bihyrochloricum. Dermatol. Wochenschr. Bd. 78, Nr. 11, S. 309—312. 1924.

BIEDER, H.: Zur Wismutbehandlung der Syphilis. Münch. med. Wochenschr. 1924. Nr. 37, S. 1275—1277.

MODLMAYR, L.: Zur Frage der Salvarsanprovokation der Wassermannschen Reaktion bei Nichtsyphilitikern unter Berücksichtigung der Sachs-Georgischen und Meinickeschen Reaktion. Arch. f. Dermatol. u. Syphilis. Bd. 146, S. 509—512. 1924.

BERTSCHY, J.: Zur Erkennung und Feststellung der Heilung des Trippers beim Weibe mit besonderer Berücksichtigung der Reizuntersuchung. Dermatol. Wochenschr. Bd. 78, S. 428—432 u. 454—458. 1924.

HÄMEL, J.: Unspezifische Tuberkulinreaktionen nach Vorbehandlung mit Alttuberkulin beim tuberkulosefreien Menschen. Beitr. z. Klin. d. Tuberkul. Bd. 68, S. 345—352. 1928. (Siehe auch unter ZIELER.)

WEHSARG, F.: siehe unter FÖRTIG.

HOEDE, K.: Beiträge zur Statistik, Ätiologie und Pathogenese der Psoriasis vulgaris unter besonderer Berücksichtigung der Erblichkeit. Inaug.-Diss. Würzburg 1926.

HAMANN, E.: Über den Einfluß der Behandlung der Mutter auf das Auftreten der kongenitalen Syphilis. Inaug.-Diss. Würzburg 1927.

Die Abteilung für Haut- und Geschlechtskranke des Luitpoldkrankenhauses Würzburg.

Die Abteilung für Haut- und Geschlechtskranke des Luitpoldkrankenhauses umfaßt 4 voneinander getrennte Stationen:

Eine Station für Haut- und geschlechtskranke Männer, eine Station für hautkranke Frauen und Kinder (Frauen I), eine Station für geschlechtskranke Frauen und weibliche Kinder (Frauen II) und eine weitere Station für geschlechtskranke Frauen, die zur zwangsweisen Behandlung eingewiesen sind (Frauen III).

Die Männerstation und Frauen I sind im Erdgeschoß untergebracht, beide durch eine stets verschlossene Tür streng voneinander getrennt. Die Station Frauen II liegt im ersten Stock, die Station Frauen III ist im ausgebauten Dachgeschoß untergebracht.

Sämtliche Stationen enthalten neben den Krankenzimmern und zugehörigen Bedarfsräumen (Schwestern- bzw. Wärterzimmer, Badezimmer, Aborte, Spülküchen) je ein eigenes Behandlungszimmer, leider aus Mangel an Raum kein eigenes Stationslaboratorium.

Sämtliche Krankenzimmer (bis auf ganz wenige Ausnahmen, die nach Osten bzw. Norden gelegen sind), liegen nach Süden, die zugehörigen Bedarfsräume nach Norden und Osten.

Was die einzelnen Stationen anlangt, so hat sich die Männerstation infolge der starken Zunahme der Kranken in den beiden letzten Jahren als zu klein erwiesen, so daß sich bei der fast dauernden zur Zeit sehr starken Überbelegung schon recht oft der unhaltbare Zustand ergeben hat, daß Haut- und Geschlechtskranke im gleichen Raum untergebracht werden müssen, und dies, trotzdem der eine Tagesraum schon als Krankenzimmer eingerichtet ist. Mit der engen Belegung sind auch sonstige Unzuträglichkeiten verbunden. Nach Möglichkeit wird aber eine reinliche Scheidung der Kranken durchgeführt, und zwar nicht nur nach Haut- und Geschlechtskranken, sondern auch innerhalb der Geschlechtskranken, nach Syphilis- und Tripperkranken.

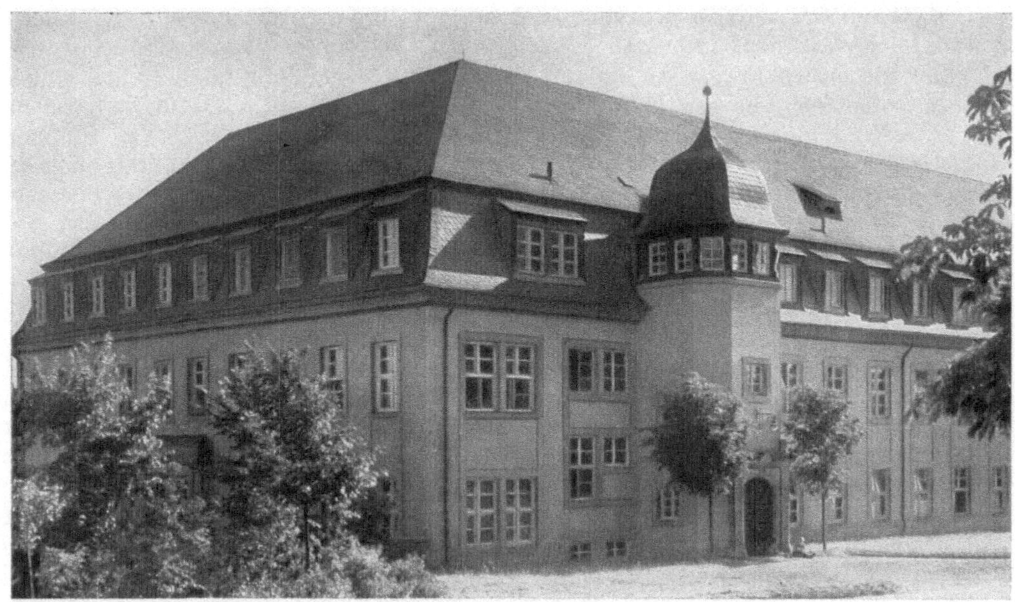

Abb. 24. Abteilung für Hautkranke.

Ein eigenes Zimmer ist bestimmt für die Aufnahme jugendlicher Hautkranker; es muß aber öfter auch für Erwachsene herangezogen werden.

Wie die einzelnen Krankenräume, so hat sich auch besonders das Behandlungszimmer der Männerstation als zu klein erwiesen, zumal es gleichzeitig als Stationslaboratorium dienen muß.

Diesen Mängeln wird in nächster Zeit zum Teil dadurch abgeholfen, daß ein Dachgeschoß, in dem bisher 5 Ärzte untergebracht sind, als 2. Männerstation (für Geschlechtskranke) eingerichtet werden soll. Damit wird erst die Möglichkeit geschaffen, Haut- und Geschlechtskranke streng voneinander zu trennen.

Die Möglichkeit, einzelne Lupuskranke von den übrigen Hautkranken zu trennen und im Gerhardthaus unterzubringen, bedeutet eine weitere Verbesserung.

Durch diesen Umbau wird der Raummangel der Abteilung allerdings nur unvollständig beseitigt. So bleibt die Station Frauen I weiterhin so beschränkt, daß wie bisher auch in Zukunft der Tagesraum mit Kranken belegt werden muß und die einzelnen Räume fast dauernd stark überbelegt sind.

Was die Badewannen auf den beiden Hautabteilungen anlangt, so haben sich die ursprünglichen, aus Ersparnisgründen angeschafften gußeisernen emaillierten Badewannen nicht bewährt. Sie sind zum Teil schon durch säurefeste Wannen ersetzt worden.

Besonders hervorzuheben sind im Erdgeschoß folgende Räume, die ihrer Bestimmung nach in gleicher Weise für Männer und Frauen bestimmt sind:

1. Raum 315, stellt einen besonderen Bestrahlungsraum dar, in dem 4 sog. JESIONEK-Lampen aufgestellt sind, in deren Strahlenkegeln sich die Kranken in auf den Fußboden gezeichneten Kreisen bewegen können. Außerdem enthält der Raum 4 Kohlenbogenlampen für Kohlenbogenlichterbäder nach REYN.

2. Raum 316, dient für elektrische Behandlung und Untersuchung (Endoskopie, Kystoskopie). Er enthält ferner einen Glühlichtschwitzkasten.

3. Raum 331, enthält das sog. Dauerbad mit selbsttätiger Temperaturregulierung. Die Wanne ist in wasserdichtem Beton gemauert und mit glasierten weißen Plättchen verkleidet.

4. Raum 328, enthält den vorzüglich ausgestatteten Operationssaal. Sämtliche Wände sind verkleidet mit weißen keramischen Platten in glasierter Ausführung.

Die Stationen Frauen II und III sind für die Behandlung geschlechtskranker Frauen vorgesehen, Frauen II für freiwillig eintretende, Frauen III für zu zwangsweiser Behandlung eingelieferte Frauen. Beide Stationen sind mit so viel Räumen ausgestattet, daß eine Sonderung nach Syphilis- und Tripperkranken stets möglich ist, ebenso mit getrennten Bade- und Aborträumen. Auch stehen eigene kleinere Zimmer für Kinder und Jugendliche zur Verfügung. Insbesondere auf der geschlossenen Abteilung (Frauen III) wird für eine strenge Absonderung Jugendlicher von Erwachsenen und auch der verheirateten Frauen von den übrigen gesorgt. In der offenen Abteilung (Frauen II) ist das nicht immer möglich. Der nötige Platz für so weitgehende Trennung fehlt. Aus begreiflichen Gründen ist das aber auch meist viel weniger nötig. Beide Stationen sind ausgestattet mit eigenen Spülräumen für Scheidenspülung. Beide Stationen verfügen ferner über große Tagesräume. In dem Tagesraum von Frauen III wird täglich von 2—4 Uhr eine Nähstunde unter Aufsicht einer eigens dazu bestellten Näherin gehalten, um die zum Teil verwahrlosten Kranken wieder an geordnete Beschäftigung zu gewöhnen.

Die Krankenzimmer, sowie die Bettenzahl verteilen sich, wie in Tabelle 1 angegeben ist. Die Abteilung verfügt also über insgesamt 98 Betten, deren Vermehrung auf 110 ohne weiteres möglich ist und von Anfang an vorgesehen war. Bei starker Überbelegung können 162 Kranke untergebracht werden, allerdings nur unter erheblichen Mißständen.

Tabelle 1.

Station	Zimmer Nr.		Bettenzahl	
			Normal	Höchstbelegung
Männerstation		339 (Geräteraum)	—	2
		302	2	2
		309 (Tagraum)	—	5
		310	4	6
		311	6	12
		312	7 } 29	17 } 56
		314	4	6
	Privat-zimmer	304/5	1	1
		306/7	1	1
		308	2	2
		313	2	2
Station Frauen I		322	4	8
		323	6	12
		325 (Tagraum)	— } 13	8 } 31
	Privat-zimmer	317	1	1
		324	2	2
Station Frauen II		356	2	3
		358	5	8
		364	12 } 24	14 } 31
		365	2	3
	Privat-zimmer	359	1	1
		366	2	2
Station Frauen III		391	6	8
		392	6	10
		394	4 } 32	6 } 44
		400	12	14
		409	2	3
		412	2	3
			Summa: 98	162

Die halbfetten Zahlen geben außergewöhnliche und unzuträgliche Überbelegungen an, die aber öfter viele Wochen gedauert haben. Überbelegungen um ein Drittel der vorgesehenen Zahl sind auf der Männerstation und auf der Station Frauen I eine Dauereinrichtung, aber noch erträglich, wenn man von der dauernden Verwendung der Tagesräume als Krankenzimmer absieht.

Die Zahl der seit dem Einzug (1. Oktober 1922) auf der Abteilung bis zum 1. Januar 1926 verpflegten und behandelten Kranken ist aus Tabelle 2 ersichtlich.

Tabelle 2.

Jahrgang	Geschlechtskranke				Hautkranke		Sa.
	Männer		Frauen		Männer	Frauen	
	Syphilis	Gonorrhöe	Syphilis	Gonorrhöe			
1922 (ab 1.10.22)	23	19	69	104	50	55	320
1923	75	68	108	63	188	272	774
1924	62	45	83	91	415	253	949
1925	88	60	83	75	322	281	909
1926	87	60	100	79	372	247	945
1927	64	96	77	66	433	250	986

Im Dachgeschoß der Hautabteilung waren bisher 2 Zweizimmerwohnungen, und 2 Einzelzimmer, insgesamt für 4 Assistenten vorhanden.

Das pathologische Institut 1921—1926.

Von

Prof. Dr. **M. B. Schmidt**

Vorstand.

Das pathologische Institut hat bei der Übersiedelung auf den Boden des Luitpoldkrankenhauses in seiner inneren Organisation keine Veränderungen erfahren. Seine Verwaltung ist nicht an diejenige des Krankenhauses angeschlossen, sondern wird, wie bisher, vom Direktor des Instituts selbst geführt. Der Bericht über die ersten 5 Jahre im neuen Haus kann sich also im wesentlichen damit befassen, wie dasselbe sich für die praktische und wissenschaftliche Arbeit bewährt und wie sich das wissenschaftliche Leben in ihm weiter entwickelt hat.

Die Einweihung des neuen Instituts fiel mit dem 100. Geburtstag Rudolf Virchows zusammen, welcher im Jahre 1849 das Würzburger pathologische Institut begründet und 7 Jahre hindurch geleitet hat. So wurde am 10. 11. 1921 eine Sitzung der physikalisch-medizinischen Gesellschaft im Hörsaal des neuen Instituts veranstaltet, welche durch eine Gedächtnisrede des Direktors auf Rudolf Virchow ausgefüllt war. Eine weitere Weihe empfing das neue Institut dadurch, daß im April 1925 die Deutsche Pathologische Gesellschaft ihre Tagung in Würzburg hielt. Zum ersten Male seit dem Krieg waren dazu, wie es vor demselben die Regel war, Fachkollegen anderen Länder in großer Zahl erschienen. Das Institut war während dreier Tage Schauplatz eines sehr lebhaften und anregenden wissenschaftlichen Austausches und seine Räume bewährten sich aufs Beste, fanden auch bei den Teilnehmern der Versammlung allgemeine große Anerkennung.

Einteilung und Einrichtung des Instituts.

Das Institut, welches am Abhang des Krankenhaushügels steht, hat nach der Straße zu 4 Stockwerke außer den Mansardräumen. Die Tierställe sind des Geruchs wegen in letzteren untergebracht. Im Sommer hält sich ein Teil der Tiere auf großen offenen Auslaufterrassen auf, zu welchen eine kurze Treppe führt. Außerdem beherbergt das Dachgeschoß die photographischen Zimmer und einige Reserveräume.

Die Hauptarbeit spielt sich in 2 Stockwerken ab, deren eines den Hörsaal und 2 Sektionssäle, die Bibliothek und Laboratorien, unter letzteren das bakteriologische, deren anderes den mikroskopischen Kurssaal, Laboratorien, chemische und experimentelle Abteilung enthält.

Der Saal für die nichtklinischen Sektionen besitzt 3 feststehende Marmortische, der daneben liegende für klinische Sektionen und den Sektions- und Demonstrationskurs bestimmte einen drehbaren Marmortisch vor den amphitheatralisch aufsteigenden Bänken. Beide Säle sind weiß gehalten, die Wände gekachelt, die Schränke in die Wand eingelassen. In dem täglichen Sektionssaal befindet sich über jedem Tisch in einer weißlakierten reflektierenden Blechrinne eine aus 3 Teilen bestehende 90 cm lange Röhrenlampe, welche ein ausgezeichnet scharfes Licht ohne Schlagschatten gibt; im klinischen Saal wird von mehreren Stellen des Raumes hochwertiges Licht auf den Tisch konzentriert, auch hier mit sehr gutem Erfolg. Für die Demonstration von Sektionspräparaten benutze ich runde und rechteckige Teller von starkem Zinkblech, die mit einer durch Ruß geschwärzten Unschlitt-Paraffinmasse ausgegossen sind; sie sehen sauber aus und lassen sich gut rein halten.

Der Hörsaal ist amphitheatralisch gebaut, seine Bänke sind leicht gekrümmt; der große Zeißsche Projektionsapparat mit welchem auch stehende Sammlungsgläser projiziert werden können, steht in einem in der Mitte des Saales zwischen den Bänken ausgesparten Raum und wirft das Bild an die geweißte Wand im Rücken

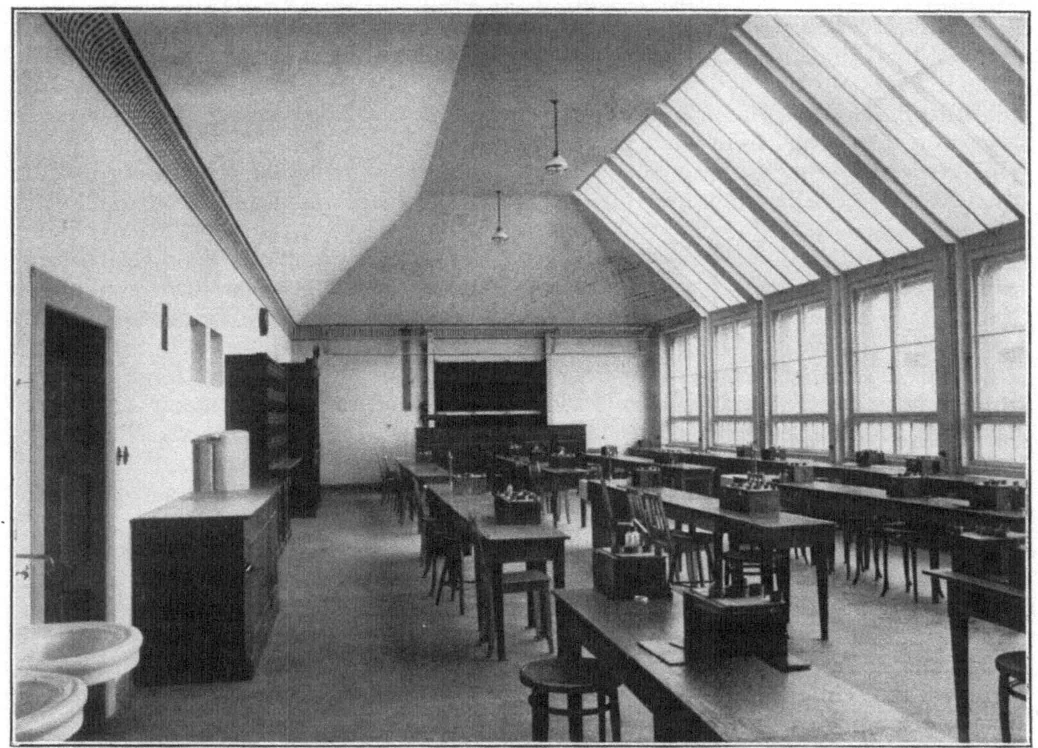

Abb. 25. Pathologisches Institut. Mikroskopischer Kurssaal.

des Vortragstisches hinter den verschiebbaren schwarzen Zeichentafeln. Das Herablassen und Aufziehen der Verdunklungsvorhänge geschieht durch elektrischen Antrieb so rasch, daß der Wechsel in einer Vorlesungsstunde ohne Störung mehrmals vorgenommen werden kann. Ich pflege außer der Projektion mikroskopischer Präparate noch Mikroskope aufzustellen und während der Vorlesung herumzureichen. Die Sammlungspräparate sind vor der Vorlesung auf dem langen Vortragstisch aufgestellt, werden ebenfalls herumgereicht und darnach für je 8 Tage in einen Repetitionsraum verbracht, welcher für die Zuhörer den ganzen Tag zugänglich ist.

Die Tische im mikroskopischen Kurssaal, welcher nach Norden gekehrt ist, sind nicht ansteigend aufgestellt; dies ist möglich, weil außer hohen Seitenfenstern in der schrägen Dachfläche große Oberlichtfenster eingebaut sind. An jedem Arbeitsplatz befindet sich ein Steckkontakt für eine Mikroskopierlampe. Anschließend an den Kurssaal liegt ein Projektionsraum mit einem Leitzschen Projektionsapparat, in welchem über die vor jeder Doppelkursstunde zu untersuchenden Präparate vorgetragen wird.

Die Sammlung ist in einem sehr großen, fast die ganze Länge der Straßenfront einnehmenden Saal in 18 freistehenden und 4 Wandschränken untergebracht; um die Kaiserlingpräparate vor dem Abblassen zu schützen, sind die Fenster durch dichte rote Zugvorhänge abgeschlossen. Die Hauptsammlung ist nach den Organen aufgestellt, so fand ich sie bei meinem Eintritt in Würzburg vor. Ich habe eine zweite Abteilung hinzugefügt, welche nach dem Gesichtspunkt der allgemeinen pathologischen Anatomie geordnet ist, so daß das Demonstrationsmaterial für die beiden Hauptvorlesungen im großen und ganzen getrennt ist. Eine weitere Abteilung des ganzen bildet die „Kriegssammlung", welche das Material umfaßt, das ich als Kriegspathologe bei den Sektionen in den Lazaretten des Korpsbereichs und später als Armeepathologe der Armee Eichhorn in Litauen gewonnen habe.

Seit 1925 beherbergt das Institut die einzig dastehende Sammlung von Gallensteinschliffen und Dünnschliffen, welche B. NAUNYN in jahrelanger mühevoller Arbeit hergestellt hat und welche die Grundlage seiner die letzten Lebensjahre ausfüllenden Cholelithiasisforschung bildet. NAUNYN hat mir dies sachlich und historisch sehr wertvolle Objekt ein Jahr vor seinem Tode übergeben. Die Dünnschliffe auf Objektträgern sind in einem Holzschrank mit flachen Schiebkästen untergebracht, die Gallensteine selbst und ihre Durchschnitte in großen Pappkästen, die in zahlreiche Fächer eingeteilt sind.

Im Leichenkeller ist eine elektro-motorische Kühleinrichtung (Kohlensäuremaschine) eingebaut, durch welche einerseits der Aufbewahrungsraum für die Leichen, andererseits ein zweiter für die Konservierung der Präparate gekühlt wird. Kostspielig ist das Kühlen durch den Wasserverbrauch.

Für die Aufbewahrung der Verstorbenen ist in sehr würdiger Form Sorge getragen, in dem nach der Straße führenden Geschoß. Ein mit großen Glasfenstern versehener Raum dient zur Besichtigung derselben durch die Angehörigen, und eine große, schön ausgestattete Aussegnungshalle nimmt die Mitte des Hauses ein und führt durch große Flügeltüren auf den an die Straße grenzenden, mit hohen Pappeln bestandenen Hof.

Laboratorien: Für die ganztägigen Arbeiten habe ich nicht große gemeinsam Laboratoriumsäle einrichten lassen, sondern eine ganze Zahl von kleineren Zimmern. Die 3 Assistenten und die Laboratoriumsassistentin haben je ein eigenes Zimmer, im übrigen sind 8 Räume vorhanden, in welchen die Volontärassistentin, Medizinalpraktikanten, Famuli und sonstige Laboranten arbeiten, einer zu 8, drei zu 3 Plätzen, drei zu 2 und einer zu 1 Platz; bei stärkerer Nachfrage konnten in dem einen oder anderen Raum einzelne Plätze eingeschoben werden.

Für chemische Arbeiten stehen ein Laboratoriums- und ein anstoßendes Wägezimmer zur Verfügung. Letzteres ist gut ausgestattet, enthält an feinen Instrumenten eine Präzisionswage von Sartorius, eine Ultrawage nach HOLTZ von Bunge (Spende der Gesellschaft zur Förderung der Wissenschaften an der Universität) und eine BANG-Torsionswage. Die genannten beiden Räume erhielten ihre besondere Weihe dadurch, daß Professor FRANZ HOFMEISTER in ihnen bis zu seinem im Juli 1922 erfolgten Tode arbeitete. Er war nach seinem Weggang aus Straßburg nach Würzburg gekommen und mit der ihm eigenen Abgeklärtheit und Anspruchslosigkeit fand er sich ohne Klage in den Wandel der Dinge und nahm, an Stelle seines großen, von wissenschaftlichem Leben sprühendem Instituts in Straßburg, in dem chemischen Laboratorium des pathologischen Instituts seine Arbeiten wieder auf. Seine letzten Untersuchungen galten der chemischen Darstellung des antineuritischen Vitamins und er war überzeugt, die wirksame Substanz isoliert zu haben, und stand im Begriff, ihre Wirkung an beriberikranken Tauben zu prüfen, als ihn die zunehmende Krankheit zwang, die Arbeit abzubrechen, ohne ihr letztes großes Ziel erreicht zu haben.

Die experimentelle Abteilung besteht aus einem Vorraum mit Autoklav und kleineren Sterilisierungsapparaten, einem Operationszimmer und einem großen Raum, in dem die elektromotorisch betriebenen Apparate, große Zentrifuge, Luftpumpe, Schüttelapparat usw., sowie ein Viskosimeter aufgestellt sind; ferner ein an die elektrische Leitung angeschlossener Destillierapparat, in welchem das gelieferte destillierte Wasser für die feineren chemischen Arbeiten nochmals destilliert wird. Die Destillation gebrauchten Alkohols geschieht auf einem elektrisch geheizten Wasserbad.

Das pathologische Institut besitzt eine Röntgeneinrichtung mit einer Ober- und einer Untertischröhre. Ihr Vorhandensein ist wertvoll für gelegentliche Durchleuchtungen des Skeletts, wenn das zu weit gehende Präparieren zwecks Aufsuchung von Herden vermieden werden soll, besonders aber deshalb, weil ich durch den Vergleich der Röntgenbilder mit den anatomischen Knochenpräparaten selbst größere Sicherheit in der Beurteilung der Röntgenaufnahmen lebender Patienten gewinne, welche mir häufig zur Diagnose zugeschickt werden. Die Einrichtung hat auch gute Dienste geleistet bei den Untersuchungen über experimentelle Rachitis an Ratten, welche von Dr. Lobeck im Institut vorgenommen worden sind.

Ein Archivzimmer dient zugleich als Raum für den Zeichner; für die Herstellung mikroskopischer Zeichnungen besitzt das Institut ein Thomasches Zeichenprisma, einen Zeißschen auf den Mikroskoptubus aufsetzbaren kleinen Projektionszeichenapparat und einen großen Edingerschen Projektionszeichenapparat von Winkel.

Sektionswesen.

Bei der Umwandlung des vorherigen pathologischen Institutes in der Kölliker-straße zum hygienischen Institut ist der Sektionssaal als solcher erhalten geblieben, weil die von der Frauenklinik und dem Juliusspital anfallenden Sektionen auch weiterhin in ihm vorgenommen werden müssen. Im Leichenhaus des Friedhofs finden nach wie vor Sektionen aus der Poliklinik und dem städtischen Ehehaltenhaus statt, endlich werden die Sektionen von Patienten der psychiatrischen Klinik in dieser vorgenommen.

Die Zahl der Sektionen, welche vom 1. Oktober 1921 bis 30. September 1926 seitens des pathologischen Instituts ausgeführt wurden, beträgt 2580; vor dem Krieg war die durchschnittliche Jahresziffer 600, es hat also eine Abnahme stattgefunden; dieselbe beruht auf dem starken Rückgang der Sektionen aus Poliklinik und Ehehaltenhaus, welche früher an Zahl den klinischen etwa gleich kamen (je etwa 300), jetzt auf jährlich wenig über 30 zurückgegangen ist. Aber gegenüber den ersten Jahren nach dem Krieg ist die Gesamtzahl doch im Steigen begriffen. Die Jahresziffern stellen sich folgendermaßen dar:

1920 460
1921 422
1922 472
1923 447
1924 445
1925 581
1926 540

Diagnostische Untersuchungen.

Die Zahl von Präparaten, welche dem pathologischen Institut zur mikroskopischen Untersuchung eingesandt werden, ist im Gegensatz zu derjenigen der Sektionen außerordentlich stark gestiegen. Die Gesamtzahl betrug:

1920 512
1921 837
1922 1047
1923 1197
1924 1853
1925 1780
1926 1943

Der rasche Anstieg im Jahre 1924 rührt davon her, daß seitdem die Ausschabungen und andere Operationspräparate der Frauenklinik im pathologischen Institut untersucht werden, was vorher nicht der Fall war. Aber das Steigen der Ziffer ist nicht davon allein abhängig. Im Bewußtsein der großen Verantwortung, welche in der mikroskopischen Diagnostik von Probeexzisionen und Probeausschabungen liegt, habe ich von jeher für eine sorgfältige und rasche Untersuchung und Beantwortung an die Ärzte Sorge getragen und sehe die mikroskopischen Schnitte ohne Ausnahme selbst durch. Der Kreis der Ärzte und Krankenhäuser, welche ihre Operationspräparate an das hiesige Institut schicken, hat sich von Jahr zu Jahr erweitert, zum Teil dadurch, daß frühere Volontärassistenten des letzteren, welche die Art der Behandlung der Eingänge hier miterlebt hatten, nachdem sie in die selbständige Praxis eingetreten waren oder Assistentenstellen an Krankenhäusern übernommen hatten, die alten Beziehungen zum Institut fortsetzten. Der Zuwachs an Material, welchen das Institut durch diese Einsendungen erhält, ist sehr wertvoll, denn vieles von ihm wird von mir für Demonstrationen und den mikroskopischen Kurs verwendet. Im allgemeinen werden die Schnitte für die diagnostischen Untersuchungen auf dem Gefriermikrotom hergestellt. In großem Umfange machen wir dabei Gebrauch von der Einbettung in Emulsionsgelatine, bei dieser Methode läßt sich ein Präparat, innerhalb kaum 2 Tagen fertigstellen und das Bild bietet mehr Plastik, als dasjenige eines Paraffinschnittes. Selbstverständlich werden für feinere Untersuchungen Paraffineinbettungen vorgenommen, ebenso Zelloidineinbettungen; letztere werden besonders bei Knochenuntersuchungen bevorzugt.

Die Untersuchung der gynäkologischen Ausschabungen kann ich nicht, wie manche Pathologen, als eine undankbare und lästige Aufgabe ansehen. Die Zellbeschaffenheit des Stroma der Uterusschleimhaut ist ja außerordentlich wechselnd. Meines Erachtens besteht eine Verwandtschaft zwischen der letzteren und der Milzpulpa insofern, als das Retikulum, welches die Grundform beider Gewebe ist, außerordentlich stark und mannigfaltig auf Reize, welche aus dem Körper, besonders vom Ovarium, oder von der Außenwelt stammen, reagiert durch Veränderung der Zell- und Kernformen und Produktion neuer Zellen, welche in den Retikulummaschen frei liegen. Interessant ist auch das häufige Schwinden und die Wiederherstellung des netzförmigen Zusammenhanges der Zellen. Ich habe diese und ähnliche Fragen von Dr. TERRUHN bearbeiten lassen, das Gebiet ist aber nicht leicht zu erschöpfen.

Als Assistenten waren am Institut tätig:

1. Assistent und Prosektor: Professor ERNST LEUPOLD (am Institut seit 1. 4. 1913; am 1. 10. 1926 als o. Professor nach Greifswald berufen).

2. Assistent: Professor EUGEN KIRCH (am Institut seit 1. 6. 1914; seit 1. 10. 1926 I. Assistent und Prosektor).

3. Assistent: Dr. FRANZ SEISSER 1. 1. 1921 bis 1. 2. 1922. Dr. GUSTAV NAUMER, 1. 2. 1922 bis 1. 4. 1922 (vertretungsweise, vorher Volontärassistent seit Oktober 1920). Privatdozent Dr. ERICH LETTERER, seit 1. 4. 1922 (seit 1. 10. 1926 2. Assistent).

Besoldete Hilfsassistenten: Dr. FRITZ GASTREICH, 1. 4. 1923 bis 31. 12. 1923. (vorher Volontärassistent seit 1. 7. 1922). Dr. ERICH FELS, 1. 4. 1923 bis 31. 3. 1924.

Volontärassistenten: Dr. RICHARD SEIKEL 1921/22. — Dr. HEINRICH WALZINGER 1922. — Dr. ERICH LOBECK 1922/23. — Dr. HEINRICH HEINLEIN 1922/23. — Dr. EUGEN MAUERER 1922/24. — Dr. KARL WANDER 1923. — Dr. PAUL ERICH HEINE 1923. — Dr. OTTO MÜLLHÄUSER 1923. — Dr. OTTO GRATHEWOHL 1923/24. — Dr. GERHARD PFLAUMER 1923/24. — Dr. ERICH TERRUHN 1923/24. — Dr. KONRAD HENLE 1923/24. — Dr. HERMANN ROSENBERGER 1923/24. — Dr. WILLY MARKERT 1923/25. — Dr. ERNST BÖLTINK 1923/24. — Dr. WILHELM BEISENHERZ 1923/24. — Dr. H. JÄGER 1924/25. — Dr. JUSTUS SCHNEIDER 1924/25. — Dr. GÜNTHER

Unverricht 1924/25. — Dr. Rudolf Trauth 1924/25. — Dr. Leonhard Seifert 1924/25. — Dr. Fritz Westphalen 1924/25. — Dr. Heinz Geuting 1924/25. — Dr. Ernst Wegener 1924/25. — Dr. Wilhelm Albrecht 1925. — Dr. Heinrich Hiltermann 1925. — Dr. Hans Scherf 1925/26 (ein Semester vertretungsweise 3. Assistent). — Dr. Ernst Robert Heydemann 1925/26 (ein Semester vertretungsweise 3. Assistent). — Dr. Fritz Duchardt 1925/26. — Dr. Wilhelm Schley seit 1925 (seit 1. 10. 1926 3. Assistent). — Dr. Rudolf Borodowitsch 1925/26. — Dr. Paulus 1926. — Dr. Karl Jansen 1926. — Dr. Erich Philipzig seit 1925. — Dr. Heinrich Kunstmann seit 1926. — Dr. Karl Meffert seit 1926. — Dr. Adolf Jästädt seit 1926.

Arbeiten aus dem pathologischen Institut, Oktober 1921—1926.

Schmidt, M. B.: Stoffwechselvorgänge bei akuter gelber Leberatrophie. Beitr. z. pathol. Anat. u. z. allg. Pathol. Bd. 69. 1921. — Die Verkalkung. Krehl-Marchands Handb. d. allg. Pathol. Bd. 3, S. 2. 1921. — Ablagerung harnsaurer Salze. Ebenda. — Rudolf Virchow. Lebensläufe aus Franken. Bd. 2. 1922. — Spezielle pathologische Anatomie des Bewegungsapparates. Lehrb. d. pathol. Anat. Herausg. v. Aschoff. 6. Aufl. 1923. — Verhalten der Leber nach Milzexstirpation beim Menschen. Zeitschr. f. Geburtsh. u. Gynäkol. Bd. 86. 1924. — Vitale Fettfärbung in Geweben und Sekreten usw. Virchows Arch. f. pathol. Anat. u. Physiol. Bd. 253. 1924. — Pigmenttumoren der Nebennieren und ihre Beziehung zur Amyloiddegeneration. Virchows Arch. f. pathol. Anat. u. Physiol. Bd. 254. 1925. — Über halbseitigen Riesenwuchs des Schädels und seine Beziehung zu Leontiasis und Ostitis fibrosa. Beitr. z. Anat., Physiol., Pathol. u. Therapie d. Ohres, d. Nase u. d. Halses. Bd. 23. 1926. — Eine biglanduläre Erkrankung (Nebennieren und Schilddrüse) bei Morbus Addisonii. Verhandl. d. dtsch. pathol. Ges. 1926. — (In Druck befinden sich Bearbeitung von Rachitis und Osteomalazie in Henke-Lubarschs Handb. d. spez. pathol. Anat. und Bearbeitung des Eisenstoffwechsels in Bethe-Embdens' Handb. d. norm. u. pathol. Physiol.).

Leupold, E.: Cholesterinstoffwechsel und Spermiogenese. Beitr. z. pathol. Anat. u. z. allg. Pathol. Bd. 69. 1921. — Die Bedeutung des Cholesterin-Phosphatidstoffwechsels für die Geschlechtsbestimmung. Monographie. Jena: G. Fischer 1924. — Über das Blutcholesterin. Zentralbl. f. allg. Pathol. u. pathol. Anat. Sonderband z. Bd. 33, Festschr. 1923. — Lipoid-, Glykogen- und Pigmentstoffwechsel. Abderhaldens Handb. d. biol. Arbeitsmethoden 1925. — Amyloid und Hyalin. Lubarsch-Ostertags Ergebnisse. Bd. 21. 1925.

Leupold, E. und Bogendörfer: Die Bedeutung des Cholesterins bei Infektionen. Dtsch. Arch. f. klin. Med. Bd. 140. 1922.

Leupold, E. und Seisser: Experimentelle Untersuchungen über die Bedeutung des Cholesterinstoffwechsels für die weiblichen Keimzellen. Arch. f. Gynäkol. Bd. 119. 1923.

Kirch, Eugen: Über gesetzmäßige Verschiebungen der inneren Größenverhältnisse des normalen und pathologisch veränderten menschlichen Herzens. Zeitschr. f. d. ges. Anat., Abt. 2: Zeitschr. f. Konstitutionslehre. Bd. 7. 1921. — Über die Genese der blastomatösen Xanthome. Verhandl. d. dtsch. pathol. Ges. 1921. — Über zystisch xanthomatöse Geschwülste und die Genese der xanthomatösen Geschwülste im allgemeinen. Beitr. z. pathol. Anat. u. z. allg. Pathol. Bd. 70. 1922. — Zur Kenntnis der Neurinome bei Recklinghausenscher Krankheit. Zeitschr. f. d. ges. Neurol. u. Psychiatrie. Bd. 74. 1922. — Über das Zustandekommen der Invasion von Diphtheriebazillen in dem menschlichen Organismus bei diphtherischen Affektionen der Luftwege. Zeitschr. f. Kinderheilk. Bd. 33.

1922. — Pathologisch-anatomische, klinische und tierexperimentelle Untersuchungen über die Bedeutung des Soorpilzes für das chronische Magengeschwür. Mitteil. a. d. Grenzgeb. d. Med. u. Chirurg. Bd. 36. 1923. (Gemeinsam mit Dr. ERNST STAHNKE). — Die Entstehungsweise der rechtsseitigen Herzdilatation. Zentralbl. f. allg. Pathol. u. pathol. Anat. Sonderband z. Bd. 33, Festschr. 1923. — Über Wesen und Entstehung der xanthomatösen Geschwülste. Verhandlungen d. phys.-med. Ges. zu Würzburg. Bd. 40. 1924. — Über Wesen und Entstehung der xanthomatösen Geschwülste. Klin. Wochenschr. 1924. — Die Herzproportionen bei nephrogener Herzhypertrophie. Dtsch. Arch. f. klin. Med. Bd. 144. 1924. — Der Einfluß der linksseitigen Herzhypertrophie auf das rechte Herz. Beitr. z. pathol. Anat. u. z. allg. Pathol. Bd. 73. 1924. — Die Entstehungsweise der renalen Herzhypertrophie. Vortrag auf d. klin.-wissenschaftl. Abend d. Luitpoldkrankenhauses. Ref. Münch. med. Wochenschr. 1924. — Die Veränderungen der Herzproportionen bei rechtsseitiger Herzhypertrophie. Zentralbl. f. allg. Pathol. u. pathol. Anat. Bd. 35. 1924. — Das Verhalten von Herz und Kreislauf bei rechtsseitiger („pulmonaler") Herzhypertrophie. Würzburger Abhandl. a. d. Gesamtgeb. d. prakt. Med. Bd. 22. 1925. — Die heilungsverzögernde Wirkung der Muskelzerstörung im chronischen Magengeschwür auf Grund tierexperimenteller Untersuchungen. Frankfurt. Zeitschr. f. Pathol. Bd. 33. 1925. (Gemeinsam mit Dr. ERNST STAHNKE). — Experimentelle Untersuchungen über das Chronischwerden des Magengeschwürs. Verhandl. d. dtsch. pathol. Ges. 1925. — Untersuchungen über tonogene Herzdilatation. Ebenda 1926. — Zur Unterscheidung myogener und tonogener Dilatation der rechten Herzkammer. Vortrag auf d. klin.-wissenschaftl. Abend d. Luitpoldkrankenhauses 1926. Ref. Münch. med. Wochenschr. 1927. — (In Druck befindlich: Die Pathologie des Herzens, I. Teil, LUBARSCH-OSTERTAGs Ergebnisse).

LETTERER, ERICH: Kongenitaler Defekt des Aortenbogens. Zentralbl. f. allg. Pathol. u. pathol. Anat. Sonderband z. Bd. 33, Festschr. 1923. — Beiträge zur Entstehung der Aortenrupturen an typischer Stelle. Virchows Arch. f. pathol. Anat. u. Physiol. Bd. 253. 1924. — Aleukämische Retikulose. Frankfurt. Zeitschr. f. Pathol. Bd. 30. 1924. — Studien über Art und Entstehung des Amyloids. Beitr. z. pathol. Anat. u. z. allg. Pathol. Bd. 76. 1926 u. Verhandl. d. phys.-med. Ges. zu Würzburg, N. F. 50 u. Zentralbl. f. inn. Med. 1926. — Ein Beitrag zur experimentellen Amyloidforschung. Verhandl. d. dtsch. pathol. Ges.

BILKE: Verkalkte Epitheliome der Haut und Verknöcherung darin. Virchows Arch. f. pathol. Anat. u. Physiol. Bd. 236. 1922.

KLEINICKE: Lipoidstoffwechsel der männlichen Keimdrüsen. Frankfurt. Zeitschr. f. Pathol. Bd. 27. 1922.

TIETZ, LOTHAR (†): Verhalten des Cholesterins im Blut und in den Nieren..... Cholesterinurie. Frankfurt. Zeitschr. f. Pathol. Bd. 27. 1922.

KIHN: Über die pathologische Anatomie der sog. Polyneuritis bei Nahrungsinsuffizienz. Zeitschr. f. d. ges. Neurol. u. Psychiatrie. Bd. 75. 1922.

KIRCH-HERTEL, MARIA PIA: Tuberöse Hirnsklerose mit verschiedenartigen Mißbildungen und Geschwülsten. Zentralbl. f. allg. Pathol. u. pathol. Anat. Sonderband zu Bd. 33, Festschr. 1923.

SEIKEL: Ependymitis ulcerosa und Riesenzellenleber bei Lues congenita. Zentralbl. f. allg. Pathol. u. pathol. Anat. Bd. 33. 1923.

LÉNART: Verhalten der glatten Muskulatur der kleinen Luftwege bei verschiedenen Erkrankungen. Zentralbl. f. allg. Pathol. u. pathol. Anat. Bd. 33. 1923.

LOBECK: Nekrotisierende Ösophagitis und Gastritis bei Bazillenruhr. Zentralbl. f. allg. Pathol. u. pathol. Anat. Sonderband z. Bd. 33, Festschr. 1923. — Experimentelle Rachitis bei Ratten. Frankfurt. Zeitschr. f. Pathol. Bd. 30. 1924.

GASTREICH, FRITZ: Anämischer Knocheninfarkt nach Fraktur. Arch. f. klin. Chirurg. Bd. 129. 1924. — Experimentelle Studien zur biologischen Analyse der Entzündungsvorgänge. Arch. f. klin. Chirurg. Bd. 129. 1924.

FELS: Entwicklung der Tuberositas tibiae und die Genese der SCHLATTERschen Krankheit. Arch. f. klin. Chirurg. Bd. 129. 1924. — Das Verhalten des großen Netzes nach intraperitonealer Injektion von Traubenzuckerlösung. Zentralbl. f. allg. Pathol. u. pathol. Anat. Bd. 34. 1924.

HEINLEIN: Über den anatomischen Befund zweier Knochenzysten. Virchows Arch. f. pathol. Anat. u. Physiol. Bd. 251. 1924.

SANDERS: Zur Kenntnis der Röntgenschädigungen am Darm. Strahlentherapie. Bd. 18. 1924.

HERRMANN, HANS: Die Substitution der Muskulatur der Harnblase durch Bindegewebe. Zentralbl. f. allg. Pathol. u. pathol. Anat. Bd. 34. 1924.

SCHNEIDER, JUSTUS: Untersuchungen über die Viskosität der menschlichen Synovia. Biochem. Zeitschr. Bd. 160. 1925.

SCHÜTZ, ARTUR: 3 Fälle von Geburtsläsion des Gehirns mit Entstehung von Sklerosen und Erweichungszysten. Zeitschr. f. d. ges. Neurol. u. Psychiatrie. Bd. 94. 1925.

WEGENER: Ileus durch Schleimzyste des Processus vermiformis. Zentralbl. f. Chirurg. 1925.

SCHMIDT, WERNER: Farbreaktion der Corpora amylacea und ihre Beeinflußbarkeit am Schnittpräparat. Virchows Arch. f. pathol. Anat. u. Physiol. Bd. 260. 1926.

TERRUHN: Die morphologische Zellstruktur des Endometriums. Zeitschr. f. Geburtsh. u. Gynäkol. Bd. 89. 1926.

BORODOWITSCH: Die Reaktion der Nabelschnur auf Reizung (im Druck).

Dissertationen:

CRECELIUS, THEODOR: Anatomische Untersuchung eines Hemikranius mit Exenzephalie. 1921.

NAUMER, GUSTAV: Über Arterienverkalkung im jugendlichen Alter. 1922.

ABRAHAMSEN, ANTON: Auftreten von Cholesterin im Fettgewebe der Haut und im Sekret der Talgdrüsen. 1922.

BELOSEVITSCH, OTTO v.: Ein Beitrag zur Frage der Lipoidnephrose. 1923.

ENGELS, ALBERT: Über eine stiftförmige Krebsmetastase im Rückenmark. 1923.

LÉNART, ERNST: Anämie bei Lymphosarkom. 1923.

KRISCHER, MARIA: Fall von diffus infiltrierendem Chondroosteomyxosarkom mit ungewöhnlicher Metastasenbildung in Uterus und Tuben. 1924.

DUPRÉ, ANNA: Fall von partieller Atrophie der Leber. 1924.

ROGIER, ALFONS: Über das Zusammenfallen von Geschwulst und Mißbildung. 1924.

FISCHER, OTTO: Fall von chronischer Polyarthritis mit Versteifung der Wirbelsäule. 1925.

MÜLLER, HANS-ROBERT: Untersuchungen über die Mediamuskulatur der Aorta bei linksseitiger Herzhypertrophie. 1926.

DOMRICH: Intramedulläre Regeneration der Nervenfasern nach Nervenwurzeldurchschneidung. 1926.

WISSELINCK, ARNOLD: Nachweis der intravenös eingeführten kolloidalen Kohle in den KUPFFERschen Sternzellen der Leber bei splenektomierten weißen Mäusen. 1926.

Die Seelsorge.

Im baulichen Gesamtbild unserer Krankenanstalten nimmt die Kirche einen wichtigen Platz ein; das darf auf ihre Bedeutung innerhalb dieses Ganzen auch sonst übertragen werden. Wir können gewiß, rein durch unsere Wissenschaft und Technik manche „Krankheit" beseitigen. Besonders die Chirurgie kann das: die durch einen Knochenbruch gesetzten Schädigungen in Ordnung bringen, die verheerenden Folgen einer Blinddarmerkrankung ein- für allemal aufheben bzw. verhüten, die Gefahr der Erstickung abwenden u. a. Aber bei einer sehr großen Anzahl von „Kranken" auf allen Einzelgebieten vermag medizinische Wissenschaft und Technik allein nicht „Kranke zu heilen": die ganze ärztliche Kunst muß hier auf die Persönlichkeit zu wirken suchen. Daß je nach der Einstellung des Kranken, die Segnungen der Religion in ganz großem Masse die eigentliche Heilung unterstützen ja unter Umständen erst möglich machen können, das mag in einer Zeit maßloser Überschätzung ärztlicher Wissenschaft und Technik hie und da vergessen worden sein, sollte aber jedem wahren Arzt selbstverständlich erscheinen, und er wird alles unterstützen, was dem religiösen Bedürfnis der Kranken entgegenkommt. Von diesem Gesichtspunkt aus geben wir die folgenden Mitteilungen über die katholische und protestantische Seelsorge, wobei gemäß der zahlenmäßigen Verteilung der Bekenntnisse in Unterfranken die katholische zunächst besprochen wird.

Die Tätigkeit des im Hause wohnenden Kuratus ist durch genaue Vorschriften auch gegenüber der ärztlichen geregelt. Schwierigkeiten haben sich nie ergeben, dagegen muß dankbar anerkannt werden, daß wir außer der seelsorglichen Tätigkeit seiner Anregung bzw. Mitwirkung im Laufe der Jahre manche Unterhaltungsstunde für unsere Kranken verdanken. Besonders haben an den Weihnachtsfeiern, in erster Linie Herr Stadtpfarrer Dr. HAMMER und auch der protestantische Geistliche Pfarrer BERGDOLT, später Herr Kuratus Dr. theol. RANFT und Herr Pfarrer SCHWERDTFEGER sich verdient gemacht. Wir beginnen mit des ersteren Aufzeichnungen; die kurzen Mitteilungen über die evangelische Seelsorge verdanken wir Herrn Pfarrer SCHWERDTFEGER. Allen geistlichen Helfern ist das Krankenhaus zu größtem Dank verpflichtet.

1. Die Tätigkeit der katholischen Kuratie.

Von

Kuratus Dr. theol. RANFT
Privatdozent der Theologie.

1. Ein Krankenhaus hat heilende und vorbeugende, erzieherische und erneuernde, individuelle und soziale Aufgaben in ausgebreitetem Maße. Wie das Volk mit hingebendem Vertrauen zu ihm aufschaut als einer Stätte, wo es die schwervermißte Gesundheit wieder zu erlangen hofft, so bildet seine Existenz und seine innere Ausgestaltung die angelegentlichste Sorge der großen zum Dienst am Volk berufenen Mächte, Staat und Kirche. Das Zusammenwirken der beiden ist als Ideal zu sehen, das die berufenen Vertreter beider überragenden Organismen anstreben.

Dementsprechend hat die Verfassung des deutschen Reiches vom 11. August 1919, 3. Abschnitt, Art. 141 das Recht der Kirche gesichert und das zwischen Seiner Heiligkeit Papst Pius XI und dem Staate Bayern abgeschlossene Konkordat vom 29. März 1924 hat grundsätzlich und positiv in seinem 11. Artikel den äußeren Rahmen des Zusammenwirkens von Staat und Kirche innerhalb der staatlichen Krankenanstalten geschaffen.

Was an sachlichem und persönlichem Entgegenkommen in diesen rechtlichen Vereinbarungen von seiten der Staatsgewalt zutage trat und in der fünfjährigen

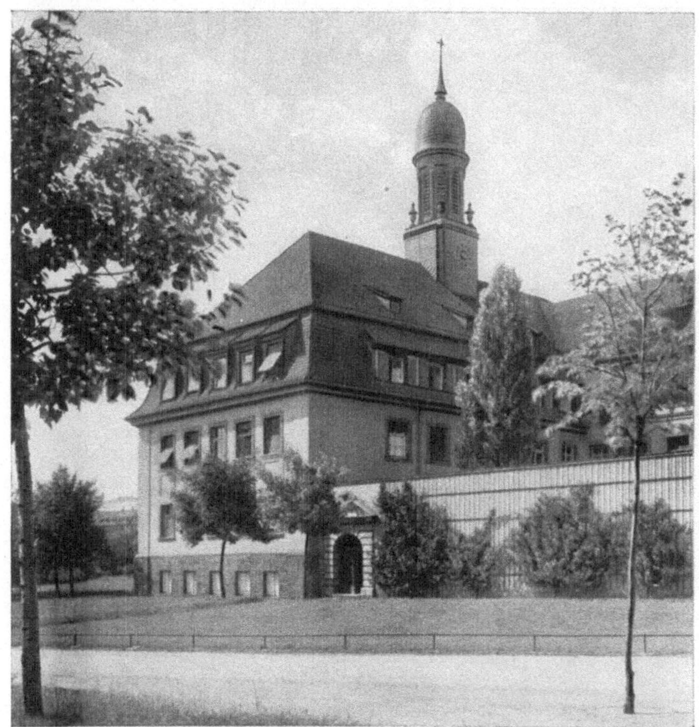

Abb. 26. Kirche.

Geschichte des Luitpoldkrankenhauses in dankenswerter Weise anschaulich wurde, war die Kirche bestrebt, in seelsorgerlicher, erzieherischer, sozialer und karitativer Tätigkeit wett zu machen.

Daß dieses Wirken der Kirche am Krankenbette mit seinen seelischen Schwierigkeiten, in der Zeit oft langwieriger Rekonvaleszenz und beim Austritt in die sozial außerordentlich schwierige Volksgemeinschaft, ja auch für längst Entlassene aus der Ferne sich als notwendig erwies und dankbar empfunden wurde, darüber liegt ein reiches Material in dem von Anfang an eingerichteten Archiv der Kuratie, entzieht sich aber naturgemäß einer änderen als erwähnenden Äußerung.

Daß namentlich die katholische Kirche, indem sie die Schwestern der von ihr eingerichteten und gepflegten Kongregation der Töchter vom allerheiligsten Erlöser zur Pflege der Kranken zur Verfügung stellte, wesentlich den Bestand des Hauses in seinen Anfängen erleichterte, darf nicht unerwähnt bleiben.

2. Die Geschichte der Tätigkeit der Kirche im Luitpoldkrankenhaus beginnt sofort mit dessen Eröffnung und zwar wurde die Ausübung der Seelsorge in dankenswerter Weise zunächst von der Stadtpfarrei St. Joseph-Grombühl übernommen.

Den täglichen Gottesdienst besorgte nicht minder regelmäßig das hiesige Augustiner-
kloster, wie vertragsgemäß bestimmt war.

Unmittelbar nach der eigentlichen Eröffnung des Hauses erfolgte auch die Ein-
gliederung der Seelsorge in das wohlgefügte Ganze. Im Einverständnis zwischen der ober-
hirtlichen Behörde der Diözese Würzburg und der Vorstandschaft des Luitpoldkrankenhauses wurde der bisherige Kaplan an Stifthaug, mit der Ausübung der Seelsorge betraut.

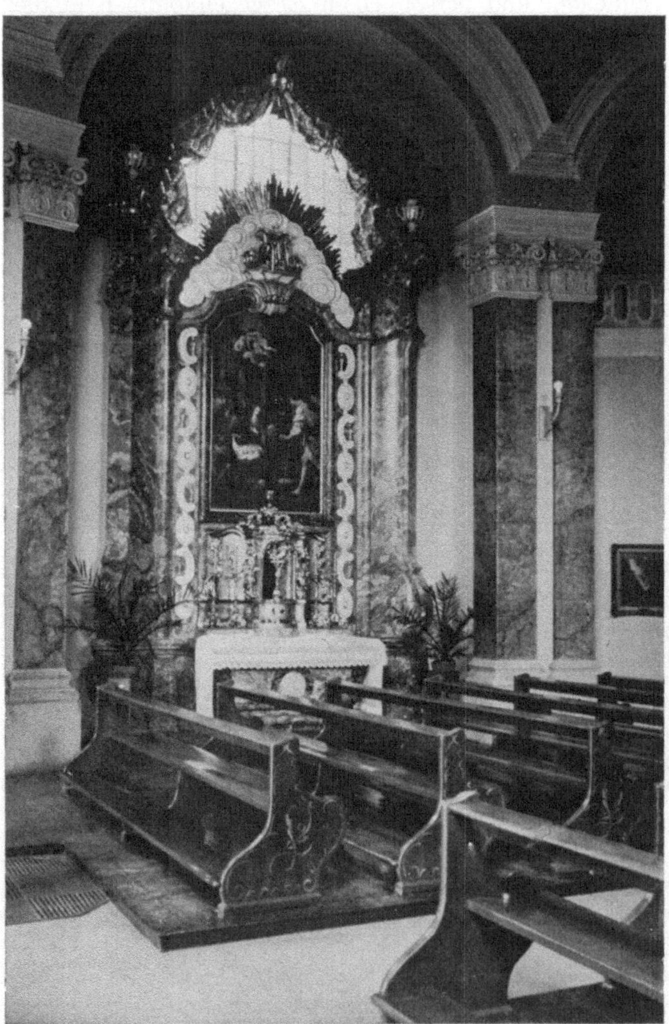

Abb. 27. Neuer Altar der katholischen Kapelle.

Am 23. Dezember 1921 konnte das vielfältige Arbeitsfeld derselben übernommen
werden.

Die Anfänge der Seelsorge des Hauses gestalteten sich leicht, weil der Geistliche
bei der Vorstandschaft und Verwaltung des Hauses das freundlichste Entgegenkommen fand, schwierig, da nur ein Notraum für die gottesdienstlichen Übungen
vorhanden war und jedes traditionelle Geleise fehlte.

Es war darum die erste Sorge des Kuraten, die im Rohbau fertige Kirche,
die im unmittelbaren Zusammenhang mit dem geräumigen Schwesternhaus gebaut
war, zur Verfügung zu bekommen.

Trotz der drängenden Arbeiten an den Sonderkliniken ging der Erbauer der Kapelle und des Hauses, Herr Oberbauamtmann Dr. Lommel auf die Anregung des Ausbaues bereitwilligst ein und ihm ist es insbesondere zu verdanken, daß das Ministerium die nötigen Mittel inmitten schwerer Zeit zur Verfügung stellte.

Die Vollendung der Kapelle wurde sofort im Frühjahr 1922 in Angriff genommen und stetig gefördert. Zierliche Balustraden wurden eingebaut, Kanzel und zwei Altäre erstellt, ein schöner, schmiede-eiserner Chorabschluß geschaffen, bequeme Kniebänke eingeschraubt.

In lichter, duftiger Fresko-manier hatte auch Herr A. Menna sein alsbald in Künstlerkreisen bekannt gewordenes Deckengemälde fertiggestellt, — zweifellos eine Hauptzierde der Kapelle, die wesentlich beiträgt, dieselbe zum schönsten Raume des Hauses zu machen. Es stellt St. Barbara dar, die Patronin des christlichen Krankenbettes, die eucharistischen Gestalten in Händen, inmitten einer exotischen Landschaft, die ebenso zart und licht wie harmonisch das Heiligenbild umrankt.

In überaus entgegenkommender Weise stellte auch die Direktion der bayerischen Gemäldegalerien aus ihren Schätzen ein großes, eine Glorifikation der hl. Elisabeth darstellendes Gemälde von K. D. Asam zur Verfügung; Herrn Professor Dr. Bernatz sei für diese gütige Gewährung, sowie Regierungsrat, Baroneß M. von Gebsattel und Herrn Abgeordneten Stang für ihre freundliche Vermittlung verbindlichst Dank gesagt.

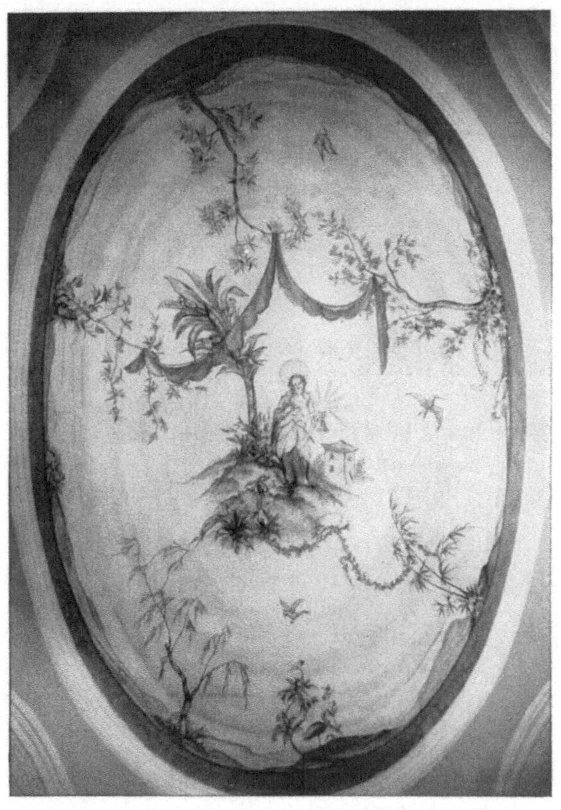

Abb. 28. Deckengemälde von Andreas Menna.

Derselbe Dank gebührt dem hiesigen historischen Verein, der durch die Güte seines Vorstandes, Herrn Geheimrat Dr. Henner nicht nur der Kapelle ein prachtvolles, großes niederländisches Gemälde der Verspottung Christi zur Verfügung stellte, sondern auch dem Schwesternhaus (Speisesaal) zwei solche in großem Format überließ.

Auch das Wagnermuseum war durch seine Vorstände, Herrn Universitätsprofessor Dr. Knapp und Herrn Privatdozenten und Konservator Dr. Sedlmaier in mehreren kleineren Gemälden für Kapelle (3) und Sakristei (4) überaus freigebig, was dankend anerkannt werden muß.

Nachdem nun durch Frau Lulu Ebert-Baumann, eine Würzburger Künstlerin, die Paramente in eigenartig vollendeter Form und Farbe fertiggestellt waren, konnte die Einweihung der Kapelle am 8. Oktober 1922 durch Herrn Prälaten, Generalvikar Dr. Weidinger in Gegenwart des Krankenhausausschusses, der Vorstände des Hauses, der Leitung der Verwaltung des Hauses, der Presse und zahlreicher Gläubigen erfolgen.

Bald langte auch die in Simmerberg im Allgäu gekaufte, leider nicht mehr tadellose Orgel an, die indessen bis heute immerhin besser als ein Harmonium ihren Dienst versieht.

Als die Verwaltung des Hauses unter Herrn Rechnungsrat STEMPLINGER und Herrn Inspektor SPATH die Fürsorge für die Kapelle übernahm, wurde in stetem Wohlwollen die Einrichtung derselben ergänzt.

Besonderer Dank gebührt neben dieser auch den kranken und gesunden Besuchern der Kirche, die bald in diesem, bald in jenem Stücke nach dem rechten sahen. Es besitzt die Kapelle wertvolle Spitzen und Decken, Weißzeug und Paramente, Statuen und Utensilien, die aus freien Stücken ihr überbracht wurden.

3. So konnte die seelsorgerliche Arbeit von gesicherter Basis ausgehen.

Dieselbe umfaßte alle Arten der priesterlichen Tätigkeit in ihren regelmäßigen und außerordentlichen Formen.

1. Täglich 2 bzw. 3 Gottesdienste, an Sonn- und Feiertagen 4 und 5 bzw. 6, unter regelmäßiger Mitarbeit der hochw. P. P. des Augustinerklosters, nach folgender in den Krankenabteilungen angeschlagenen Ordnung:

Gottesdienst-Ordnung

für katholische Christen.

Vorabend von Sonn- und Feiertagen:
    2 Uhr Beichtgelegenheit in der Sakristei.
           Danach für bettlägerige Kranke auf Wunsch in den Krankensälen.
$^{1}/_{2}$9 Uhr Feierliches Marianum.
Sonn- und Feiertage:
    6 Uhr Konventmesse (Austeilung der hl. Kommunion).
    7   ,,   Frühmesse.
    9   ,,   Heiliges Amt mit Predigt.
$^{1}/_{2}$12 ,,   Gottesdienst in der Hautabteilung mit Ansprache.
$^{1}/_{2}$3   ,,   Nachmittagsgottesdienst.
Wochentage:
    6 Uhr Konventmesse.
    7   ,,   Frühgottesdienst (während desselben Beichtgelegenheit in der Sakristei) ($^{3}/_{4}$7 Uhr im Sommer).

Donnerstag, 8 Uhr abends Andacht zu Ehren des Leidens Christi. Täglich 2 und 6 Uhr gemeinschaftlicher Rosenkranz in der Kirche. Zu Operierende wollen sich jederzeit auch in der Wohnung des H. H. Kuratus und bei der Abteilungsschwester melden.   Die katholische Kuratie.

2. Predigten und Vorträge für Schwestern, Kandidatinnen, Kranke und Dienstboten.

3. Krankenbeichten, Krankenkommunionen, Versehgänge, Erstkommunion, Taufen und Trauungen.

4. Regelmäßiger Besuch der Kranken.

5. Amtlicher Verkehr.

6. Einrichtung und Verwaltung der Krankenbibliothek.

7. Fürsorgetätigkeit, Vermittlung von Stellen und Unterkunft für entlassene und mittellose Kranke.

4. An besonderen religiösen Festanlässen bildeten sich im Laufe der vergangenen Jahre heraus, oder sind erwähnenswert:

Die Fastenandachten mit Fastenpredigten, ferner die Maiandachten, an Sonn- und Feiertagen ebenfalls mit Predigt, für die auch regelmäßig Herr Domprediger STAAB und andere geistliche Redner gewonnen werden konnten. Die ewige Anbetung am 8. Juli, bei der die Kapelle in ihrem schönsten Schmucke erschien. Die Weihnachtsfeiern in den einzelnen Krankenabteilungen, die Jahresschlußandacht und schließlich die Auferstehungsprozession, bei der mehr als tausend Kerzen und Flammen die

Anstaltstrakte beleuchten und ein stimmungsvolles Ganzes erzeugen, von dem ein Kranker aus der Großstadt einmal äußerte, noch nie so was Schönes gesehen zu haben.

Am 17. Juli 1925 wurde unter den Bediensteten des Hauses eine marianische Jungfrauenkongregation gegründet, die in wöchentlichen Versammlungen teils religiöser, teils unterhaltender Art den zahlreichen jungen Mädchen Schutz, Beratung und Erholung zu geben sich bestrebt. Mit ihrer stattlichen Mitgliederzahl reiht sie sich würdig an die zahlreichen Kongregationen der Stadt Würzburg.

5. Besondere Erwähnung gebührt schließlich noch dem von Herrn Dr. med. WELTRING geschulten und seit seinem Wegzuge nach Osnabrück als akephales Gebilde weiterbestehenden Kirchenchor der Schwestern des Hauses, der an hohen Festtagen sich wohl bewährt hat. Ihm und der verdienstvollen Organistin, Schwester Alacoque, sei der herzlichste Dank zum Ausdruck gebracht.

Derselbe Dank gebührt auch der Leitung des Würzburger Priesterseminars, Hochwürdigen Herrn Geistlichen Rat D. Dr. STAAB, der regelmäßig an hohen Festtagen mehrere Herrn Alumnen des Hauses zum Altardienst entsandte, wobei besonders gerne solche erschienen, die auch als Kranke hier gelegen hatten.

Gilt dieser Dank zumal außerordentlichen Gelegenheiten, so war die mühevolle, oft ganze Tage umfassende Arbeit im Beichtstuhle, die die Hochwürdigen Herren Subregens Dr. BRANDER, Herr Pfarrer KLEINSCHROT von Unterleinach, P. PETRUS O. Cap., Herr Spiritual JÜNGLING leisteten, zugleich eine wöchentlich bzw. vierteljährlich wiederkehrende Last, die nicht vergessen werden soll.

Der 29. Januar 1925 war ein besonderer religiöser Freudentag für das Luitpoldkrankenhaus. Kaum zwei Monate nach seiner Konsekration besuchte der Oberhirte der Diözese Würzburg, S. Bischöflichen Gnaden, Dr. M. EHRENFRIED seine kranken Diözesanen in unserem Hause.

Nach Begrüßung und Ansprache in der Kapelle eilte er von Krankenbett zu Krankenbett, um in herzlichen Worten zu trösten und aufzumuntern.

Dem Hochwürdigsten Herrn sei auch an dieser Stelle der ehrerbietigste Dank der katholischen Kuratie ausgesprochen.

6. Nicht in statistischen Büchern und Zusammenstellungen kann und will festgehalten werden, was schließlich die Schwestern aus der Würzburger Diözesankongregation der Töchter des Allerheiligsten Erlösers als Pflegerinnen der Kranken im Hause bedeuten.

Von früh bis oft tief in die Nacht am Krankenbett und im Operationssaal, in Küche und Waschhaus tätig, bildeten sie eine wesentliche, unentbehrliche Unterstützung der Tätigkeit des Arztes, die um so höher anzuschlagen ist, als sie einen förmlich unerschöpflichen Reichtum von Opferwillen, Idealismus, sittlicher Kraft und seelischen Energien erfordert zusammen mit einer rein technischen Erfahrung am Krankenbett, von denen sich ein Außenstehender kaum eine rechte Vorstellung machen kann.

In einer Schar von 100—130 Schwestern, die Tag und Nacht abwechselnd ihren Dienst, nur von kurzen jährlichen Erholungen unterbrochen, versehen, oft 15 bis 17 Stunden tätig, haben sie in Wahrheit geleistet, was nur irgendwie möglich war. Manche von ihnen erkrankten als Opfer ihres Berufes schwer, fünf Schwestern sind als solche in jungen Jahren heimgegangen.

Durch ihre Opfer und ihre Dienstleistungen rechtfertigen sie die stete Fürsorge der Vorstände der Kliniken und der Verwaltung des Hauses für ihr körperliches Wohl, in Gesundheit und Krankheit.

Besonders ist das wohl gebaute und gut eingerichtete Schwesternhaus in seiner Abgesondertheit eine wahre Heimat und darum Stätte der Erholung und bisweilen auch der Freude in kleinen, anspruchslosen Feiern.

Besondere Verdienste um die berufliche Ausbildung der jüngeren Schwestern im Hause erwarben sich Herr Dr. FINGER und Dr. BOGENDÖRFER, denen auch an dieser Stelle der herzlichste Dank ausgesprochen sei.

Möge das Vertrauensverhältnis, das bisher Ärzte, Verwaltung und Schwesternschaft, Kranke und Kuratie ungetrübt verband, dauernd weiter bestehen und in dieser Vereinigung der Volksgemeinschaft, der wir alle dienen, zum Segen gereichen.

2. Die evangelische Seelsorge.

Von

Pfarrer SCHWERDTFEGER.

Die evangelischen Kranken werden in der Regel allwöchentlich mindestens einmal vom evangelischen Pfarrer besucht und hierfür 4—5 Nachmittage verwendet. Die meisten Kranken empfinden diesen Besuch an sich schon als eine Wohltat, weil ihnen damit das Gefühl einer gewissen Vereinsamung genommen wird. Teilnahme an ihrer Lage macht sie zugänglich für seelsorgliche Einwirkung. Nicht selten gewähren sie dem Pfarrer einen Einblick in ihre innere Verfassung, begehren Gebet oder sonst ein aufrichtendes Wort. Dankbar werden kirchliche Blätter entgegengenommen und gelesen. Da nicht wenige Bücher mit ausgesprochen katholischem Gepräge, entnommen der Bibliothek des Luitpoldkrankenhauses auch den evangelischen Kranken zur Verfügung stehen, habe ich aus freiwilligen Mitteln solche evangelischen Geistes, die jede Verletzung katholischer Christen vermeiden, angeschafft und hinausgegeben. Das heilige Abendmahl wird häufig begehrt (1925 etwa 100 Abendmahlgäste) zur Tag- und Nachtzeit. Einige Krankenschwestern sorgen in anerkennenswerter Weise und mit feinem Verständnis für Blumenschmuck auf den Abendmahlstisch. Der tägliche Krankenstand schwankte 1925 zwischen 120 bis 160.

Allsonntäglich vormittag 8 Uhr findet besonderer Gottesdienst im evangelischen Betsaal statt. Derselbe wird von 20 bis 30 Kranken sowie von Angestellten des Krankenhauses besucht. Herr Oberstudienrat BRATER von hier versieht den Organistendienst unentgeltlich. Der gottesdienstliche Raum weist etwa 50 Sitzplätze auf; er ist einfach und würdig und in bestem Zustand gehalten. Ab und zu wird auch den unter Polizeiaufsicht stehenden Mädchen in der Abteilung für Hautkrankheiten besonderer Gottesdienst gehalten.

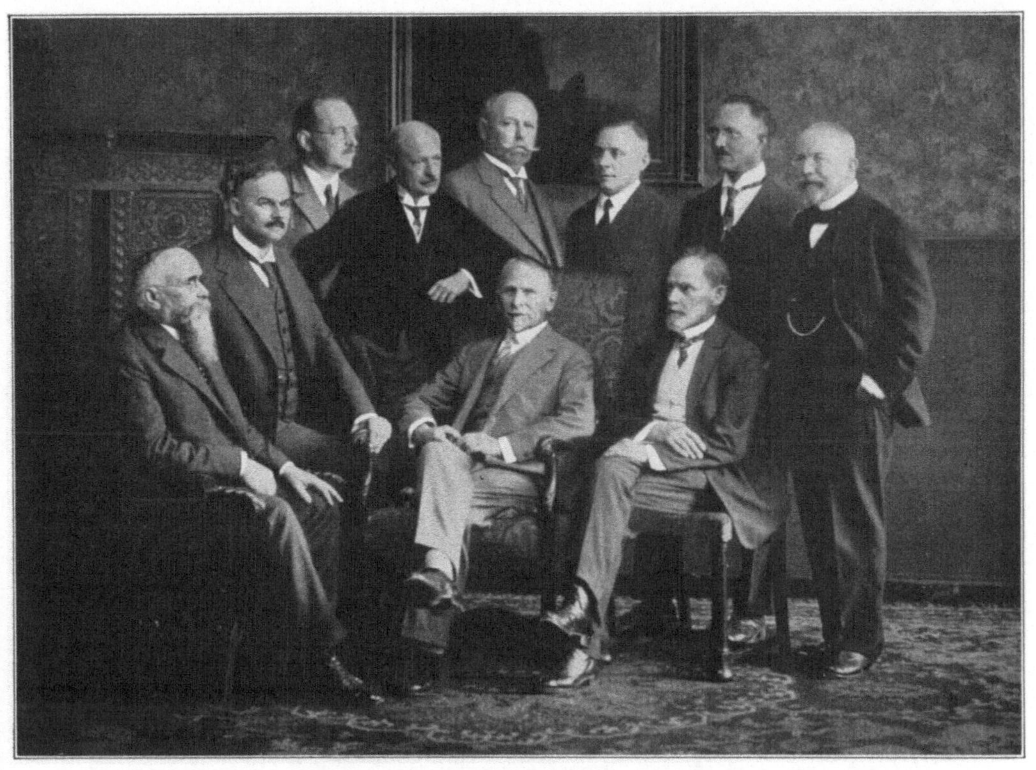

Abb. 29. Krankenhausausschuß.

Verwaltung und innerer Dienst einschließlich Krankenpflege.

Die auf dem Gebiete des Luitpoldkrankenhauses vereinigten Bauten zerfallen verwaltungstechnisch in zwei große Gruppen, welche jedoch überall ineinandergreifen; die Lehranstalten und die Krankenabteilungen. Zu den ersteren gehören die 5 Kliniken eventuell mit Polikliniken und das pathologische Institut — sie sind reine Universitätsinstitute und unterstehen durch den akademischen Senat dem Staatsministerium für Unterricht und Kultus; die 5 Krankenabteilungen, die Verwaltung, alle bisher nicht genannten Bauten und Einrichtungen unterstehen durch den Verwaltungsausschuß der Universität wiederum dem genannten Staatsministerium — sie bilden bezüglich der Verwaltung usw. eigentlich das staatliche Luitpoldkrankenhaus.

An der Spitze dieses letzteren steht ein Direktor; seit dem am letzten Juli 1921 erfolgten Tode des zum Direktor ausersehenen Professor DIETRICH GERHARDT wurde der Vorstand der chirurgischen Abteilung, Professor FRITZ KÖNIG, dazu ernannt. Der Direktor leitet die Sitzungen des Krankenhausausschusses; alle größeren Vorlagen gehen durch diesen dem Verwaltungsausschuß der Universität zu, welcher ihre Genehmigung beim Staatsministerium des Kultus beantragt. Dem Direktor des Verwaltungsausschusses gebührt für seine mühevolle Mitarbeit unser besonderer Dank.

Dem Krankenhausausschuß gehören an:
der Direktor als Vorsitzender, Geh. Rat Prof. König,
der Direktor des Verwaltungsausschusses, Geh. Rat Prof. Dr. phil. Dr. med. h. c. Rost,
ein Mitglied des Verwaltungsausschusses, zur Zeit Prof. Rietschel (s. u.),
      die Vorstände der
medizinischen Abteilung, Prof. Grafe,
chirurgischen Abteilung (derzeit Direktor), s. o.
Abteilung für kranke Kinder, Prof. Rietschel,
      „   „   Ohren-, Nasen-, Kehlkopfkranke, Prof. Marx,
      „   „   Haut- und Geschlechtskranke, Prof. Zieler,
der Vorstand des pathologischen Institutes, Geheimrat Prof. M. B. Schmidt,
der Vorstand des Universitätsbauamts, Oberregierungsbaurat Dr. h. c. Lommel,
der Verwaltungsinspektor, Rechnungsrat Stemplinger,
der Verwaltungsinspektor Spath, letztere beide mit beratender Stimme.

Seit dem Bestehen des Krankenhauses hat der Krankenhausausschuß 2 seiner Vorstände verloren: Der sehr verdiente erste Leiter der medizinischen Abteilung, Prof. Dr. Morawitz, folgte am 1. April 1926 einem Ruf als Direktor der medizinischen Klinik zu Leipzig; am 27. September 1927 starb völlig unerwartet der erste Vorstand der Abteilung für Ohren-, Nasen- und Kehlkopfkranke, Prof. Dr. P. Manasse. Die Verdienste dieses ausgezeichneten Mannes wird das Krankenhaus niemals vergessen dürfen.

Die Schwierigkeiten für die Einrichtung und weitere Durchführung der Aufgaben des eigentlichen Verwaltungsbüro des Krankenhauses können aus den weiter oben gemachten Andeutungen und den folgenden trockenen Berichten auch nicht annähernd gewertet werden. Von Anfang an arbeitet das Büro mit zu wenig Hilfskräften, jahrelang hat jeder einzelne weit über die erforderliche Zeit von Bürostunden gearbeitet. In den Jahren der Inflation ein so großes Unternehmen, das sich erst durchringen mußte, hindurchzuführen, erforderte übermäßige Kräfte; unser erster Beamter, dem wir sehr viel verdanken, brach im August 1923 darunter zusammen. Nach langer fast 1 Jahr dauernder Krankheit ist er wieder genesen. Der zweite Inspektor hat die schwerste Inflationszeit glänzend durchgemacht; der Verwaltungsassistent, von Anfang an unersetzlich durch seine vorzüglichen Kenntnisse für die Krankenaufnahmen, mit dem Behörden- und Krankenkassenwesen, hat mit beispiellosem Fleiß und Erfolg die schwersten Zeiten überstanden. Möchte allen die Belohnung, welche ihnen geschuldet wird, in Anerkennung der Ausnahmezeiten jener Jahre, völlig zuteil werden. Einen Beweis für die ausgedehnten Aufgaben der Verwaltung gibt u. a. folgende Zusammenstellung des Krankenaufnahmeamtes.

Mit folgenden Kassen, Behörden usw. stehen wir in Verbindung:
      etwa 25 Betriebskrankenkassen,
      64 Ortskrankenkassen,
      20 Ersatzkrankenkassen,
      30 Berufsgenossenschaften,
      6 Versorgungsämter
      Landespolizei,
      Reichswehr,
      sonstige Versicherungsämter.

Oberversicherungsämter, außerdem natürlich Fürsorge- bzw. Armenämter der Gemeinden, Eisenbahn, Post usw.

Es darf hier noch gesagt werden, daß alle Angestellten in musterhafter Weise hingebend an der gemeinsamen Aufgabe gearbeitet haben, den Ruf der Anstalten zu begründen und zu erhalten. Weitere Erkrankungen, welche auf den Dienst zurückzuführen wären, sind erfreulicherweise in all den Jahren nicht eingetreten.

Ein besonderes Wort für den inneren Dienst verdient die Pflege der Kranken. Sie beruht in den Krankenabteilungen lediglich auf dem Dienst der Krankenschwestern. Durch Vertrag hat die Kongregation der Töchter des Allerheiligsten Erlösers zu Würzburg die Versorgung der Krankenanstalten mit Schwestern übernommen, nur in besonderen Fällen können nach dem Vertrage neben den Ordensschwestern auch weltliche Pflegerinnen an einzelnen Stellen angestellt werden. Die Zahl der Schwestern, welche beim Einzug 34 betrug, ist bald

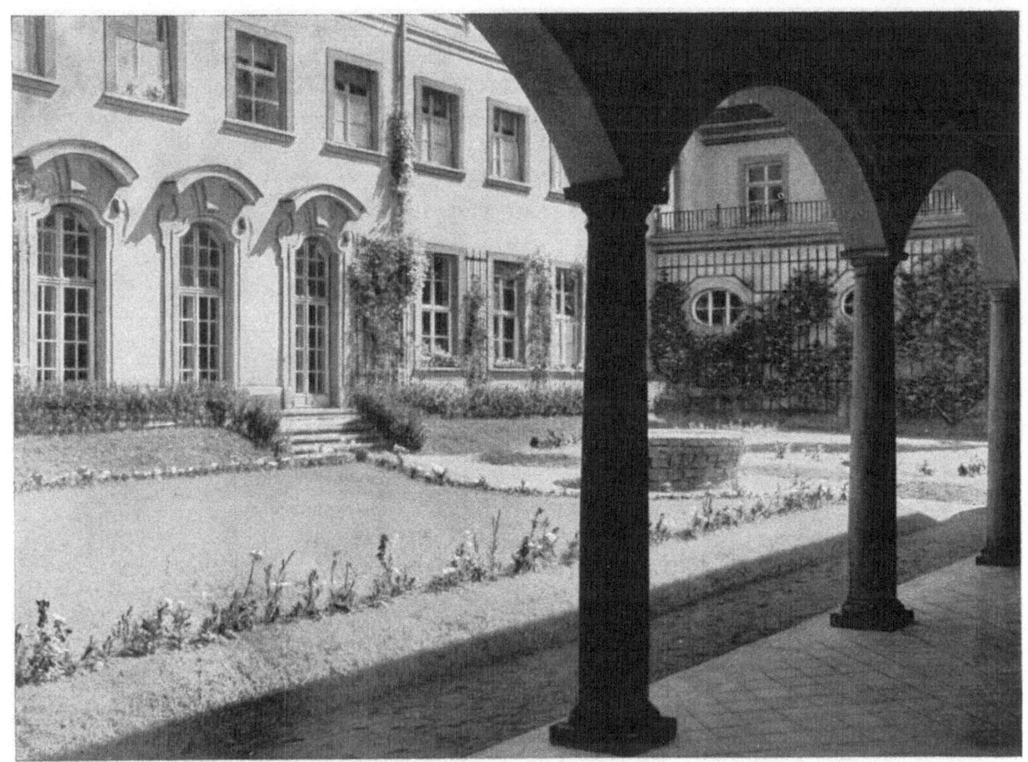

Abb. 30. Schwesterngärtlein.

entsprechend der Vermehrung der Aufgaben gewachsen; sie betrug am 15. 2. 1928 einhundertundsiebenunddreißig. Die Schwestern sind außer an den Abteilungen und Kliniken für Medizin, Chirurgie (einschließlich Operationssäle), Haut-, Ohren-, Kinder-, Infektionsabteilung, sowie im Gerhardthaus für Tuberkulose noch tätig in der Verwaltung, der Kochküche, der Diätküche, der Waschküche bzw. Nähstube; ihre Arbeit ist eine außerordentlich vielseitige und angestrengte.

Die Schwestern wohnen, unter der Aufsicht einer Schwester Oberin, in dem großen, zwischen Kirche und Küche liegenden Schwesternhaus. Ein großer schöner Saal, das Refektorium, steht ihnen zu den gemeinsamen Mahlzeiten, das daran stoßende hübsche Schwesterngärtlein steht ihnen ebenso wie die Wege des großen Parks zum Aufenthalt im Freien zur Verfügung. Die Einteilung der Arbeit, strenge Ruhepausen nach Nachtwachen, regelmäßige Erholungsurlaube nehmen auf die Gesundheit Rücksicht; auch ist zwischen dem Herrn Direktor der Kongregation und dem Krankenhaus die Innehaltung der vom Staatsministerium gegebenen Richtlinien für den Schutz der Schwestern gegen Infektion mit Tuberkulose vereinbart worden.

Betreffend den Gesundheitszustand der Krankenschwestern ist zu sagen: Ernster erkrankt sind 8 Schwestern, 2 von ihnen sind gestorben, die eine an Halsinfektion in der Ohren-, Nasen- und Kehlkopfklinik; eine in der Waschküche beschäftigt an Herz- und Lungenleiden in einem Erholungsheim verstorben. Eine Operationsschwester bekam langdauernde Rippenfellentzündung, sie ist heute genesen und in der Pflege tätig. 5 Schwestern haben sich an Typhus infiziert, eine mußte, als Bazillenträgerin, aus der Krankenpflege ausscheiden. 4 sind wieder voll dienstfähig.

Die außerordentlich treue Hingabe der Schwestern an ihre Arbeit, die strenge Disziplin, das verständnisvolle Eingehen der Schwester Oberin, der Frau Generaloberin des Mutterhauses, des Herrn Direktors der Kongregation, haben das Zusammenarbeiten mit den Ordensschwestern zur Freude gemacht. Es muß ehrend anerkannt werden, daß ihnen ein sehr großer Anteil daran gebührt, daß das staatliche Luitpoldkrankenhaus in kurzer Zeit sich soviele Freunde erworben hat.

Einen Eindruck von der geleisteten Arbeit gibt die folgende Tabelle über den

Krankenstand

(jährliches Gesamtbild).

Jahr	Zugänge	Abgänge	Gestorben	Verpflegstage	Einzeldauer (Tage)
1921	—	—	—	37 289	—
1922	5624	5341	306	137 879	2450
1923	5447	5300	259	134 902	2470
1924	6808	6325	280	159 954	2344
1925	8965	8554	369	204 484	2281
1926	9048	8717	328	207 876	2297
1927	10384	10007	354	214 441	2065

Wir lassen den Bericht der Verwaltung folgen:

Bericht der Verwaltung für 1921 mit 1925.

I. Personal.

Ab 15. 10. 1920 wurde der Verwalter der Heil- und Pflegeanstalt Werneck THEODOR STEMPLINGER zum Verwalter des Luitpoldkrankenhauses mit der Amtsbezeichnung „Rechnungsrat" ernannt. Er führt die Verwaltungsgeschäfte seit Eröffnung des Hauses.

Am 16. 6. 1921 wurde der Zahlmeister a. D. GEORG SPATH zum Sekretär beim Luitpoldkrankenhaus ernannt und der Beamte im Juliusspital Würzburg, ERNST WACHTER als Verwaltungsassistent zum Krankenhaus versetzt.

Sekretär SPATH wurde vom 1. 11. 1922 an zum Obersekretär und vom 1. 11. 1925 an zum Verwaltungsinspektor befördert.

Ab 1. 1. 1922 wurde der Militäranwärter PHILIPP MÜSSIG als Vertragsangestellter übernommen, ab 16. 12. 1922 zum Kanzleiassistent ernannt und ab 1. 8. 1924 zum Verwaltungsassistent befördert.

Ab 1. 10. 1922 wurde der Vertragsangestellte beim Neubaubüro für das Luitpoldkrankenhaus LUDWIG HAGER als Vertragsangestellter übernommen und ab 1. 1. 1926 zum Kanzleiassistenten ernannt.

Ab 1. 5. 1923 wurde der Kaufmann JOSEF LEHMANN als Hilfsassistent eingestellt, ab 1. 10. 1923 zum Kanzleiassistenten ernannt und ab 1. 1. 1926 zum Verwaltungsassistent befördert.

Ab 1. 5. 1923 wurde der Universitätswart im Luitpoldkrankenhaus CHRISTIAN SEEBERGER zum Kanzleiassistenten ernannt.

Ab 19. 11. 1924 wurde der Zivilanwärter VALENTIN OSSWALD als Aushilfsangestellter bei der Verwaltung eingestellt und ab 1. 1. 1926 als Vertragsangestellter übernommen.

Ab 1. 1. 1926 wurde der Kanzleisekretär im Staatsministerium für Unterricht und Kultus MAX SCHAUER als Verwaltungssekretär zum Luitpoldkrankenhaus versetzt.

Ab 1. 4. 1926 wurde der Desinfektor des Luitpoldkrankenhauses AUGUST DORSCH als Vertragsangestellter bei der Verwaltung aufgenommen; DORSCH starb am 14. 7. 1926 an den Folgen eines im Kriege zugezogenen Leidens.

Ab 15. 5. 1926 wurde der Militäranwärter JOHANN BAPTIST SCHNEIDER als Vertragsangestellter bei der Verwaltung aufgenommen.

Ab 15. 5. 1926 wurde der Militäranwärter KARL FRIEDRICH als Aushilfskraft gegen Tagegeld bei der Verwaltung verwendet und ab 1. 8. 1926 als Aushilfsangestellter übernommen.

a) Pflege- und sonstiges Personal.

	bei der Eröffnung	Stand am 1. Januar			
		1922	1923	1924	1925
Amtswarte	2	4	4	6	6
Pfleger.	2	2	3	3	3
Schwestern	34	96	113	94	111
Arbeiter der Verwaltung. . .	—	—	6	12	11
Dienstmädchen	2	19	37	41	62

Die Schwestern werden auf Grund eines Vertrages vom Mutterhaus der Kongregation der Töchter des Allerheiligsten Erlösers in Würzburg gestellt. Sie werden auf den Krankenabteilungen als Pflegeschwestern, in den Operationssälen als Gehilfinnen, bei der Verwaltung im Küchen- und Wäschereibetrieb als Wirtschaftsschwestern unter der klösterlichen Aufsicht einer Oberin verwendet.

Das gesamte Personal ist bei der Lebensmittel-Berufsgenossenschaft; die nicht beamteten Dienstpersonen — ohne Schwestern — sind außerdem noch Mitglieder der Allgemeinen Ortskrankenkasse Würzburg-Stadt.

II. Verwaltungsbetrieb.

Der Verwaltungsbetrieb ist in 2 Abteilungen geteilt:

1. die Aufnahme,
2. die Wirtschaftsabteilung.

Der Aufnahmeabteilung obliegt die Erledigung aller mit Aufnahme und Entlassung der Kranken anfallenden Arbeiten. Die Wirtschaftsabteilung betätigt die Kassengeschäfte, den Einkauf, die Verwaltung und Ausgaben der gesamten Fahrnisse, der Verpflegsmittel, Wäsche usw.

III. Verpflegung.

a) Verköstigungsstärken.

Jahr	Anzahl der Kranken											Zugang	Summa	Abgang	Stand	Personal						Gäste und Schülerinnen	Gesamtstand	Aufwand für die Verköstigung	
	Allg. Kost Zahlklasse			Magenkost Form			Mehlspeise	Schmitt-sche Kost	Kost nach Angabe	Diät	Kinder					Ärzte	Medizinische Praktikanten	Schwestern	Assisten-tinnen	Heilgehilfen	Dienst-mädchen			ℳ	₰
	I	II	III	I	II	III																			
Juli–Dez. 1921	55	433	20512	463	1664	7654	320	—	897	4	4996	—	36998	—	36998	1333	—	10170	302	62	1754	4	50623	452698	93
1922	1504	1499	55945	3944	13662	29271	5347	—	11545	892	12174	3895	139678	1951	137727	4944	—	37242	857	652	9893	71	191386	Infla-tion	—
1923	1552	1945	36817	2467	19708	39895	7729	143	8941	233	14703	3155	136288	2088	134200	7280	—	42693	535	878	16530	2093	204209	Infla-tion	—
1924	1800	5560	41676	2716	36150	40652	4134	135	10896	460	13502	4495	162176	1976	160200	5250	2414	37583	—	260	18999	4469	229175	232490	66
1925	1893	7982	79003	1334	58418	16736	1553	193	17671	758	15296	5341	206178	2375	203803	8264	3947	43142	—	—	24617	5285	289058	322802	60

b) Verbrauch der hauptsächlichsten Nahrungsmittel.

im Jahre	Fleisch, Fisch und Wurst	Fett und Butter	Brot	Brötchen	Milch	Eier	Gemüse	Kartoffeln	Obst
	kg	kg	kg	Stück	l	Stück	kg	kg	kg
1921	8417	453	9436	103158	21651	4631	13436	17951	833
1922	25171	1958	33324	441034	98475	16928	41247	51256	5710
1923	18741	2159	36969	545311	95335	38677	52498	90667	7737
1924	34731	3467	34012	755470	123444	63366	55332	113422	11087
1925	45267	6258	34407	1068839	199619	175552	72067	180271	16135

c) Verpflegskostensätze.

Zeitraum	Erwachsene I. Kl. ℳ	Erwachsene I. Kl. ₰	Erwachsene II. Kl. ℳ	Erwachsene II. Kl. ₰	Erwachsene III. Kl. ℳ	Erwachsene III. Kl. ₰	Kinder I. Kl. ℳ	Kinder I. Kl. ₰	Kinder II. Kl. ℳ	Kinder II. Kl. ₰	Kinder III. Kl. ℳ	Kinder III. Kl. ₰	Bemerkungen
1921 1. Juli ..	40	—	25	—	16	—	—	—	—	—	10	—	
1. Nov. .	45	—	30	—	20	—	30	—	20	—	12	—	
1922 1. Febr. .	60	—	45	—	30	—	45	—	30	—	18	—	
16. April .	80	—	60	—	40	—	60	—	45	—	24	—	
1. Juli ..	120	—	80	—	50	—	80	—	60	—	25	—	
1. Aug...	150	—	100	—	60	—	80	—	60	—	30	—	
1. Sept. .	225	—	150	—	90	—	120	—	90	—	50	—	
1. Okt...	325	—	225	—	150	—	175	—	125	—	75	—	
1. Nov. .	450	—	300	—	200	—	225	—	150	—	100	—	
21. Nov. .	1000	—	700	—	400	—	500	—	350	—	200	—	
21. Dez. ...	1800	—	1200	—	700	—	900	—	600	—	350	—	
1923	—	—	—	—	—	—	—	—	—	—	—	—	Inflation
1924 11. Jan. .	Gm 8	—	Gm 4	50	Gm 3	—	Gm 4	—	Gm 2	25	Gm 1	50	
15. Okt. .	8	60	5	—	3	40	4	60	2	75	1	90	
1925 1. Juli .	8	—	4	50	3	—	4	—	2	25	1	50	
16. Juli .	9	—	5	—	3	40	4	50	2	50	1	70	
1. Okt. .	9	60	5	50	3	80	5	10	3	—	2	10	

IV. Übersicht über Einnahmen und Ausgaben der Verwaltung.

Vortrag	1924 ℳ	1924 ₰	1925 ℳ	1925 ₰	Bemerkungen
a) Einnahmen:					
Laufende Einnahmen	31942	54	—	—	
Verpflegsgelder und Vergütung für Beköstigung der Ärzte, Beamte usw.	496375	60	693154	96	
Ersatzleistungen für Arzneimittel, Verbandstoffe, Heilbäder usw.	81618	80	106081	07	
Röntgenbetrieb	20017	01	25432	43	
Aus dem Betriebe der orthopäd. Werkstätte	682	84	4704	26	
Aus der Nutztierhaltung	2414	15	7967	67	
Beheizung	41235	—	45370	—	
Sonstige Einnahmen	—	—	7159	64	
Summe der Einnahmen:	674285	94	889870	03	

Vortrag	1924		1925		Bemerkungen
	ℳ	₰	ℳ	₰	
b) Ausgaben:					
Besoldung für Pflege- und Dienstpersonal {	21 128 41 686	60 82	102 940	64	Ärzte und Beamte
Beköstigung der Kranken und des Personals	201 126	28	320 556	26	werden durch das
Versicherungs-Beiträge	4 979	79	6 813	58	Univers.-Rentamt
Bürobedarf	5 311	44	6 415	96	besoldet.
Beheizung und Beleuchtung usw.	115 783	50	110 403	88	
Bauunterhaltung	3 861	76	—	—	
Gasverbrauch	4 808	36	3 526	29	
Wasserverbrauch	—	—	—	—	Wird auf „Ständige
Reinigung und sonstige Bedürfnisse . . .	6 619	09	8 061	52	Bauausgaben"
Gerätebeschaffung und Instandhaltung . .	46 282	50	78 082	99	verrechnet.
Wäschebeschaffung und Instandhaltung . .	102 448	94	106 520	69	
Arzneimittel, Verbandstoffe usw.	80 871	90	128 068	96	
Gartenanlagen	2 755	74	1 398	39	
Seelsorge	2 218	55	2 507	89	
Sonstige Ausgaben	34 402	67	14 572	98	
Summe der Ausgaben:	674 285	94	889 870	03	

V. Vermögens-Ausweis.

Bewegliche Einrichtungsgegenstände . . . . 727 150,65 RM.
Materialien . . . .   68 972,11 „
Wäsche und Krankenkleidung . . . . 328 847,57 „
Lebensmittel . . . .   19 418,85 „

Zusammen: 1 144 389,18 RM.

Staatliche Krankenpflegerinnenschule.

Um die großen Ausbildungsmöglichkeiten am Luitpoldkrankenhause weiteren Kreisen zugänglich zu machen, wurde vom Krankenhausausschuß frühzeitig um die Genehmigung zur Errichtung einer staatlichen Krankenpflegeschule für weibliche Personen nachgesucht; dieselbe wurde vom Staatsministerium zunächst für die Höchstzahl von 25, dann von 35 und neuerdings von 40 Schülerinnen erteilt. Neben den Kandidatinnen für die Kongregation der Töchter des Allerheiligsten Erlösers sind es weltliche Schülerinnen: für 1928/29 sind 20 weltliche und 20 klösterliche Schülerinnen gemeldet; die Anfragen sind ungemein zahlreich, die Anmeldungen zahlreicher als die erlaubte Höchstziffer.

Gesuche um Zulassung sind jeweils bis längstens zum 1. April für das am 1. Mai beginnende Schuljahr bei der Direktion des Luitpoldkrankenhauses in Würzburg einzureichen, die Schülerinnen müssen das 20. Lebensjahr vollendet haben. Nähere Auskunft über die dem Gesuch beizufügenden Papiere usw. ist bei der Verwaltung des Krankenhauses zu erhalten.

Der Lehrplan ist in einen praktischen und theoretischen Unterricht geteilt. Die Unterrichtsstunden zerfallen in einen medizinischen und einen chirurgischen Teil, und werden von zwei älteren Assistenzärzten gegeben: von der medizinischen Abteilung hat Herr Privatdozent Prof. Bogendörfer die Aufgabe übernommen, von der chirurgischen in früheren Jahren Herr Dr. Finger, seit 1926 Herr Privatdozent Prof. E. Stahnke. An der praktischen Ausbildung haben sich auch Abteilungsschwestern beteiligt. Allen genannten Personen gebührt für ihre sorgsame Hilfe größter Dank.

Das theoretisch und praktisch umfaßte Gebiet ist ein sehr großes in Anbetracht des geringen Zeitraumes von 1 Jahr; es stellt an die Schülerinnen bedeutende Anforderungen. Gleichwohl sind die Leiter der Kurse der Meinung, daß es hinreichend sei, um die notwendigen Grundlagen zur Schwesternausbildung, welche ja durch die am Ausgang des Jahres stattfindende staatliche Prüfung als erreicht anerkannt wird, zu schaffen, und sie halten diese Kurse für notwendig, um Krankenpflege auszuüben. Wie aus dem Bericht des Vorstandes der Kinderklinik zu ersehen ist, existiert dort auch eine Schule für Säuglingspflegerinnen; auch diese wird nach 1 Jahr durch die staatliche Prüfung abgeschlossen. Eine ministerielle Bestimmung besagt, daß Schülerinnen, welche sich nach Ablegung dieser staatlichen Prüfung für Säuglingspflegerinnen, für die allgemeine staatliche Krankenpflegeschule melden, hier bereits nach einem $1/_2$ Jahr zur Prüfung zugelassen werden dürfen. Es ist nicht ohne Interesse, daß von unseren Kurslehrern die Ansicht geäußert wird, eine solche Ausbildung genüge nicht, da der Lehrgang der allgemeinen Krankenpflegeschule ein zu umfangreicher sei, um — auch nach 1 jähriger Säuglingspflegeschule — in 6 Monaten erledigt werden zu können.

Die technische Zentralanlage.

Den Ausführungen des Herrn Oberbaurats Dr. LOMMEL über die Erfahrungen des technischen Betriebes müssen ein paar allgemeine Worte vorausgeschickt werden; den sich näher dafür Interessierenden müssen wir auf das mehrfach angeführte Buch des Herrn Dr. LOMMEL über das staatliche Luitpoldkrankenhaus verweisen.

Der technische Betrieb im engeren Sinne ist in dem großen Kessel- und Maschinenhaus untergebracht, welches von weither erkennbar durch seinen überragenden Wasserturm an der südöstlichen Spitze des Geländes steht. In demselben befinden sich vor allem die Heizanlagen, von denen aus Einzelwirkungen über das ganze Luitpoldkrankenhaus hinweg ausgehen. Es befinden sich darin vier große Feuerstellen; für die vier Kessel werden die notwendigen Kohlen automatisch vom Nebenraum her zugebracht. Die vier Wasserröhrenkessel von je 160 qm erzeugen Hochdruckdampf mit 10 Atmosphären Spannung. Die Heizung, Bade-, Spülwasser, Dampf, dazu elektrischer Strom werden von hier aus erzeugt. An dem Kesselraum schließt sich die Heizzentrale und die elektrische Kraftzentrale. Das Luitpoldkrankenhaus hat hier sein eigenes Kraftwerk mit 340 PS. als Abfall der Heizung. Es geschieht hier das Anwärmen des Bade- und Spülwassers, sowie des Heizwassers mit dem Abdampf der Auspuffmaschinen des Elektrizitätswerkes, die zum Antrieb der Dynamomaschinen dienen, sodann mit dem Abdampf der Speisepumpe für die Hochdruckdampfkessel und der Dampfkreiselpumpen, die das angewärmte Heizwasser in den Fernheizungsröhren umwälzen. Es besteht eine Kombination zwischen Kraftleistung und Heizleistung. Je mehr Elektrizität erzeugt, bzw. gebraucht wird, desto mehr Heizwärme steht zur Verfügung, im Sommer eben genug, um Wasch-, Bade- und Spülwasser zu erwärmen. Die Heizung ist hauptsächlich Warmwasserheizung, daneben aber auch, für Sterilisatoren, Desinfektion, Küchen- und Waschküchenbetrieb, Dampfheizung und endlich, für eine Anzahl von Räumen, Dampfniederdruckheizung. Dazu kommt die Brauchswasserversorgung; in 2 je 12 cbm haltenden zylindrischen Warmwasserbehältern wird das durch den Abfalldampf bereitete Warmwasser in den Stunden aufgespeichert, in denen die Stromerzeugung mit dem Warmwasserverbrauch zeitlich nicht zusammenstimmt; so wird im Winter an den Abenden mehr Strom gebraucht, hier kann das Warmwasser aufgespeichert werden. Tagsüber wird dann elektrische Energie in Akkumulatorenbatterien aufgespeichert.

Für die Mischung des in den Heizanlagen des Krankenhauses erzeugten Warmwassers mit dem kalten Wasser aus der städtischen Wasserleitung muß erstere unter gleichem Druck gesetzt werden; daher wurde ein Druckwasserbehälter nötig: das ist der große Turm. Die obere Endigung des Kamins, welcher durch diesen Turm geht, mußte 60 m über den Kesselrostflächen liegen. Er geht hindurch zwischen den zwei Hochbehältern, welche zu 80 cbm Wasser enthalten.

Für das Wasser muß noch bemerkt werden, daß seit Jahren eine Enthärtungsanlage (Permutitanlage) wegen des außerordentlichen Kalkgehaltes des Würzburger Leitungswassers geschaffen wurde, welche sich sehr bewährt hat.

Der elektrische Strom ist Gleichstrom von 220 Volt, bzw. 2 × 110 Volt Spannung. Er wird erzeugt durch 2 Dynamomaschinen von 130 Kilowatt, die mit 2 Dampfmaschinen von 170 PS. direkt gekuppelt sind. Die 110 Voltspannung ist für kleinere Apparate, 220 für größere. Die Schaltung aller Apparate und Maschinen der

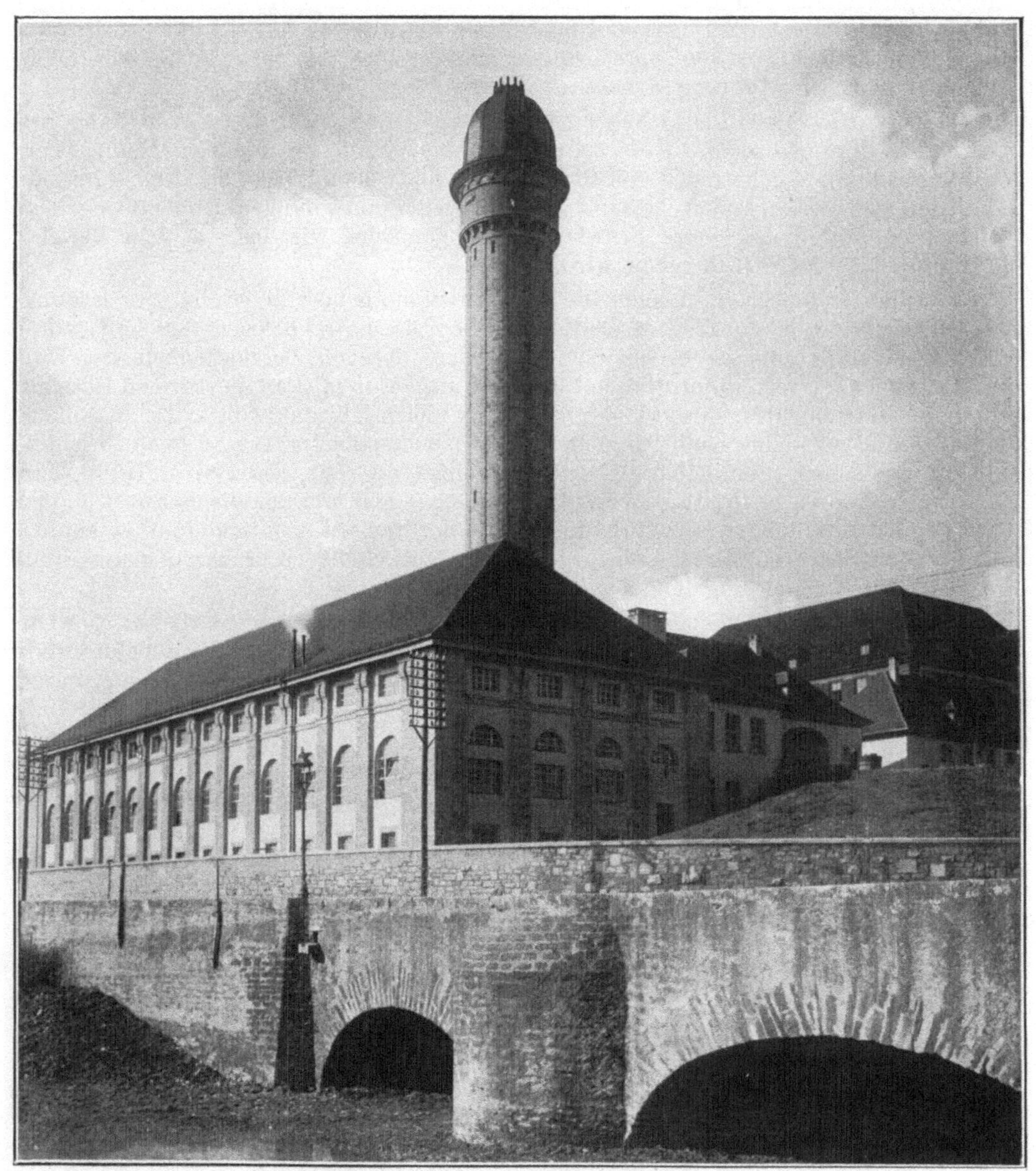

Abb. 31. Kessel- und Maschinenhaus.

Heizzentrale geht von einem langen Schalttisch im Maschinenhause aus. Hier ist auch ein Fernthermometer, welches erlaubt, die Temperatur der Räume an verschiedenen Stellen des Krankenhauses abzulesen.

Von dieser Zentrale, die sozusagen das Herz des Krankenhauses darstellt, werden versorgt die Wäscherei mit allen Maschinen, die Küche, welche schon bis zu 1000 Einzelmahlzeiten bereitet hat mit Maschinen, Aufzug, Kühlanlage, die

Desinfektionsanlage, in welcher zwei große Apparate dauernd in Tätigkeit sind, dazu Sterilisatoren für infektionsgefährliche Stoffe auf den Krankenstationen und in anderen Teilen; die Beleuchtung, die Röntgen- und elektrotherapeutischen Apparate, die Kochstellen, in den Spülküchen, ferner mit einem Schwachstromnetz Lichtsignale auf den Stationen, die Anlage elektrischer Uhren (2 Hauptuhren der elektrischen Zentrale und 90 Nebenuhren), ferner das Haustelephon — dasselbe enthält allein 300 Sprechstellen neben einer Anzahl von Sprechstellen, welche an das allgemeine Stadtnetz angeschlossen sind.

So ist das Maschinenhaus diejenige Stelle, von der aus eigentlich das ganze Krankenhaus Leben erhält. Es sind nur ganz wenige Räume (Verwaltungsräume), welche nicht von dieser Stelle aus versorgt werden. Die Aufrechterhaltung des Betriebes hat betreffs Zuführung der notwendigen Kohlenmengen in den ersten Jahren ungeheure Schwierigkeiten gemacht, wie das aus dem Bericht, der nunmehr folgt, hervorgehen wird.

Zu den technischen Anlagen im weiteren Sinne gehört auch eine Vorrichtung, welche erst in der letzten Zeit geschaffen wurde. Die zentral gelegene Küche versorgt alle Einzelbauten und da es bei der schwierigen felsigen Beschaffenheit des Erdbodens unmöglich war, unterirdische Gänge anzulegen, so müssen die warmen Gerichte durch den Garten getragen werden. Dies hat zu vielen Klagen geführt. Der Krankenhausausschuß hat daher nach geeigneten Vorversuchen ein Lastauto so eingerichtet, daß in demselben geschlossen die Mahlzeiten für die einzelnen Abteilungen rasch befördert werden. Vorher schon werden die Schwestern der betreffenden Abteilungen benachrichtigt; wenn der Speisewagen ankommt, so können auf das schnellste die Mittagessen usw. an Ort und Stelle verbracht und ausgeteilt werden. Die Vorrichtung hat sich bereits sehr bewährt.

Endlich ist versuchsweise bereits mit Radioapparaten gearbeitet worden. Für manche Kranke ist das eine sehr zweckmäßige und gesundheitsbefördernde Erholung. In ausgedehntem Maßstabe ist es indes bisher noch nicht durchzuführen.

Bericht des Herrn Dr. h. c. LOMMEL über den technischen Betrieb im Rechnungsjahr 1926/27.

I. Betriebspersonen, Arbeitszeiten und Löhne.

Der dem Universitäts-Bauamt unterstehende technische Betrieb des Luitpoldkrankenhauses umfaßt:

7 Beamte, nämlich:

1 Oberwerkmeister (jetzt technischer Inspektor),

1 Werkmeister,

3 Werkführer (1 für Installation, 1 für Hochdruckdampfkessel, 1 für Elektrowerk),

2 Maschinisten;

ferner 19 Staatsarbeiter (3 Installationsbetrieb, 7 Kesselhaus und Heizwerk, 3 Elektrowerk und elektrotechnische Werkstätte, 1 Dreherei und Schlosserei, 1 Desinfektor, 1 Hausschlosser, 1 Lackierer, 1 Schreiner und 1 Putzfrau).

Außer der 54stündigen Arbeitszeit pro Woche des beamteten Personals wurde von den Arbeitern des technischen Betriebs insgesamt 49 611 Stunden gearbeitet wofür Löhne einschließlich der sozialen Lasten von zusammen 43 116,53 RM. ausbezahlt wurden. Hievon entfielen 39 429,37 RM, auf die Wirtschaftsmittel der Verwaltung und 3687,16 RM. auf die Mittel für Bauunterhaltung.

Arbeitszeiten und Löhne verhalten sich wie folgt:

Betrieb und betriebsmäßige Unterhaltung der gesamten technischen Einrichtungen	24 666,5 Std.	20 780,64 RM.
Bauliche Unterhaltung dieser Einrichtungen . . .	16 550,5 „	14 682,63 „
Bauliche Unterhaltung an Gebäuden und Gebäudeteilen	1 838 „	1 727,17 „
Arbeiten für den Sachhaushalt der Verwaltung (Möbel, Geräte u. dgl.)	5 112,5 „	4 643,36 „
Arbeiten für den Sachhaushalt der Universitäts-Institute	1 341 „	1 193,23 „
Dringliche Arbeiten in den Wohnungen (gegen Rechnung)	102,5 „	89,50 „
zusammen:	49 611 Std.	43 116,53 RM.

II. Kohlenverbrauch.

Der Verbrauch an Kohlen und Koks in der Zeit vom 1. 4. 1926 bis zum 31. 3. 1927 ergibt sich rechnerisch aus folgender Aufstellung:

Vortrag	Ruhr-Nuß III		Gas-Koks		Zusammen	
	to	RM.	to	RM.	to	RM.
Aus dem Vorjahr . . .	683,61	22 182,52	1,85	77,72	685,46	22 260,24
Neubeschaffung	3266,32	107 649,37	59,75	2044,13	3326,07	109 693,50
Zusammen	3949,93	129 831,89	61,60	2121,85	4011,53	131 953,74
Bestand am Jahresende	808,13	26 821,47	6,35	185,84	814,48	27 007,31
Jahresverbrauch . . .	3141,80	103 010,42	55,25	1936,01	3197,05	104 946,43

Der Kohlenverbrauch verteilt sich wie folgt:

a) Hochdruckdampfkesselbetrieb einschließlich angenommener Verlust für Lagerung, Gewichtsmanko usw.	3041,100 to	99 569,25 RM.
b) Kochküche	31,050 „	1 015,46 „
c) Abfällevernichtung	18,540 „	603,85 „
d) Verwaltungsgebäude (Koks)	55,250 „	1 936,01 „
e) Abgabe an Beamte und Angestellte der Verwaltung und des Betriebs (gegen Ersatz der Selbstkosten)	51,110 „	1 821,86 „
zusammen:	3 197,050 to	104 946,43 RM.

Die in den Hochdruckdampfkesseln verfeuerten Kohlen verteilen sich auf die einzelnen Betriebsmonate wie in der Betriebsübersicht über das Kesselwerk (Anlage 1) angegeben.

Die erste Zeit des Krankenhausbetriebes mit den politischen und wirtschaftlichen Erschütterungen und der dadurch hervorgerufenen großen Kohlennot brachte das Haus zunächst mehrere Male in die Gefahr, wegen vollständigen Ausbleibens der Kohlenlieferungen den Betrieb schließen zu müssen. Auf Grund dieser Erfahrungen wurde dann mit allen Mitteln angestrebt, ein möglichst großes Lager an Brennstoffen herein zu bekommen, um auch bei wiederholten Lieferungsstörungen die damals durchaus im Bereich der Wahrscheinlichkeit lagen, den Betrieb aufrecht erhalten zu können. Das Lager konnte auch dementsprechend gehäuft und gehalten werden; man war aber genötigt, Brennmaterialien sehr verschiedenen, auch minderwertiger Sorten — Industriebriketts, Steinkohlen, Eierbriketts, Braunkohlen, Stückkohlen, Braunkohlennußbriketts usw. — hereinzunehmen. Auf Wirtschaftlichkeit des Lagers und auf Lagerfähigkeit der Kohle konnte damals erst in letzter Linie gesehen werden.

Ende Februar 1924, nachdem die Währung stabilisiert war und der Kohlenmarkt eine einigermaßen feste Form angenommen hatte, wurde das damalige Kohlenlager mit einer Gewichtsmenge von 920,52 to und einem Wert von 36,38 RM. die Tonne zusammen 33488,35 RM. zu Buch genommen. Das Gewicht war durch Abzug der in den Kesseln verheizten Kohlen von den laut Bahngewicht gelieferten Kohlen mehr oder weniger theoretisch errechnet. Der Verlust an Gewicht und Menge durch Mängel der Waagen, durch Lagerung, durch das öftere Umschütten, durch Brechen der Kohlen (Industriebriketts und Stückkohlen), durch Zersetzungs- und Zerbröselungserscheinungen (besonders der Braunkohlen) während der Lagerung, endlich vielleicht auch durch Diebstahl, der in der Nachkriegszeit trotz der verschiedensten Maßnahmen nicht völlig verhindert werden konnte, war zunächst nur nach Schätzung eingesetzt.

Nach der endgültigen Räumung des Kohlenlagers Ende Juni 1927 ergab sich folgendes Bild:

Jahr	Kohlen-beschaffung	Nachgewiesener Verbrauch samt geschätztem Verlust	Davon geschätzt als Verlust	Bemerkungen
1921	2133,90	1968,85	—	(Gewicht in to)
1922	4397,33	2825,16	—	
1923	2127,91	3239,11	214,99	
1924	3117,42	2907,71	252,19	
1925	2961,59	3116,76	155,25	
1926	3266,32	3141,80	105,40	
bis Ende Juni 1927	(121,41) [1]	525,85	—	[1] blieben nach Räumung a. bes. Lager
Zusammen ...	18004,47	17725,24	727,83	
Manko	—	279,23	279,23	
	18004,47	18004,47		
Gewichtsverlust insgesamt			1007,06 to	

Im Kohlenkonto 1927 müssen daher abgebucht werden 279,23 to zu (13290,27 — 3891,53) = 9398,74 RM.

Der Gesamtverlust von 1007,06 to bedeutet bei einer Gesamtbeschaffung von 18004,47 to in 6 Jahren ein Mindergewicht von 5,6 %.

III. Dampferzeugung und Kosten derselben.

Die Gesamtdampferzeugung sowie deren Verteilung auf die einzelnen Betriebsmonate ist aus der Betriebsübersicht über das Kesselwerk (Anlage 1) zu entnehmen.

Die Kosten der Dampferzeugung errechnen sich wie folgt:

Vortrag	Einheit	Menge	Einzel-preis RM.	Gesamt-kosten RM.	Bemerkungen
Kohlen m.Lagerverlust	to	3041,1	32,74	99 569,25	
Zusatzwasser perm. . .	cbm	3270,0 [1]	0,53	1 733,10	[1] n. Durchschnitt aus 1927 = 12,3% des gesamten ver-dampften Wassers
Zylinderöl	kg	193	0,56	108,08	
Maschinenöl	kg	284	0,54	153,36	
Maschinenfett.	kg	39	0,62	24,18	
Putztücher	Stück	1000	0,082	82,00	
Strombedarf	kwh	24328	0,0815	1 982,73	8 kWh für eine to Kohlen (als Durchschnitt zwischen ein. Sommer- u. ein. Wintertag!)
Gehälter	—	—	—	6347,00	
Arbeitslöhne f. Betrieb	Std.	11833	—	10 382,79	
Sonst. Betriebskosten laut Hauptkonto . .	—	—	—	2480,98	742,23 RM. Roststäbe, Wasserstands-Anzeiger, versch. Bauunterhaltungen
Gewöhnliche Betriebs-Unterhaltung, Ar-beitslöhne	Std.	4988	—	4655,14	Bauliche Unterhaltung
Bauunterhaltung laut Hauptkonto	—	—	—	6311,00	Dabei Rostneubau Kessel III 4715,— RM. verteilt auf 10 Jahre
Dampf zus. f. 1000 kg	—	26596	5,03	133 829,61	
Kohlenkosten für 1 to Dampf			3,74		

Die gesamte Dampfmenge von 26 596 to und ihre Erzeugungskosten verteilen sich wie folgt:

1. Ferndampf mit Fernwarmwasserheizung . . . . . . 60,8% = 81 368,40 RM.
2. Stromerzeugung und Brauchwarmwasserbereitung . . 20,8% = 27 836,56 „
3. Entkeimung . . . . 2,0% = 2 676,58 „
4. Dampfkochanlage . . . . 7,5% = 10 037,22 „
5. Dampfwäscherei . . . . 8,9% = 11 910,85 „

100% = 133 829,61 RM.

Die vorstehend unter 2. angegebenen Dampfmengen und Kosten sind im nachfolgenden Abschnitt „Stromerzeugung und Warmwasserbereitung" errechnet, die übrigen nach Beobachtungen und Aufschreibungen geschätzt.

IV. Stromerzeugung und Warmwasserbereitung.

Die erzeugten und abgegebenen Strommengen sind, auf die einzelnen Betriebsmonate verteilt, aus der Betriebsübersicht über das Elektrowerk (Anlage 2) zu entnehmen.

Der Gesamtdampfverbrauch für die Stromerzeugung errechnet sich wie folgt:

Gesamtmaschinen-leistung in kWh	Dynamoleistung bei 90% mittl. Wirkungsgrad kWh	PS-Stunden (1 PS = 0,736 kW)	Dampfverbrauch	
			ind. 8 kg f. d. PS-Std. kg [1]	eff. bei 87% Wirkungsgrad der Maschinen
397 651	441 834	600 277	4 802 216	5 519 789

[1] Nach Feststellung des Revisionsvereins 8 kg. Wegen Belastungsschwankungen usw. die ungünstige Annahme von nur 87% Wirkungsgrad.

Die Kosten der Stromerzeugung und Warmwasserbereitung errechnen sich wie folgt:

Vortrag	Einheit	Menge	Einzelpreis	Gesamtkosten
Dampf	kg	5 519 789	0,503 Rpf.	27 764,54 RM.
Zylinderöl	kg	1 201	0,56 RM.	672,56 ,,
Maschinenöl	kg	490,5	0,54 ,,	264,87 ,,
Putztücher	Stück	300	8,2 Rpf.	24,60 ,,
Gehälter	[1]	—	—	6 109,00 ,,
Arbeitslöhne für Betrieb	Std.	6 524,5	—	5 629,58 ,,
Sonstige Betriebskosten lt. Hauptkonto	[2]	—	—	2 408,63 ,,
Arbeitslöhne für Betriebsunterhaltung .	—	—	—	296,08 ,,
Bauunterhaltung lt. Hauptkonto. . . .	[3]	—	—	2 611,30 ,,
Stromerzeugung + Warmwasserbereitg.	—	397 561 kWh + Warmwasserbereitung		45 781,16 RM.

Der Dampfverbrauch für die Stromerzeugung stellt sich nach den Erfahrungen wesentlich günstiger als im vorjährigen Bericht angenommen. Aus dem Warmwasserverbrauch, der mit den jetzigen Meßeinrichtungen ziemlich genau festzustellen ist, errechnet sich der Wärmebedarf für die Bereitung desselben wie folgt:

Durchschnittsverbrauch an Warmwasser im Monat errechnet nach dem Betriebsjahr 1927 = 2961 cbm. Zur Proberechnung werden die 4 Sommermonate Mai, Juni, Juli, August herangezogen, während welcher der Abdampf lediglich zur Brauchwarmwasserbereitung, also nicht zum Heizen, verwendet und vollständig aufgebraucht wird.

An Strom wurde in diesen Monaten 109 913 kWh erzeugt. Nach den Grundlagen, wie sie bei der Berechnung für den Gesamtdampfverbrauch zur Stromerzeugung 1926/27 verwendet wurden, errechnet sich hierfür der Wärmeverbrauch wie folgt:

Gesamtmaschinen-leistung in kWh	Dynamoleistung bei 90% mittl. Wirkungsgrad kWh	PS-Stunden (1 PS = 0,736 kW)	Dampf-Verbrauch	
			ind. 8 kg f. d. PS-St. kg	eff. bei 87% Wirkungsgrad der Maschinen kg
109 913	122 125	165 931	1 327 548	1 525 917

Rechnet man hierzu noch den Pumpenabdampf welcher sich in diesen 4 Sommermonaten auf 86 400 kg stellt, so stehen zur Warmwasserbereitung 1 612 317 kg Dampf

---

[1] Von Oberwerkmeister $\frac{1}{4}$, vom Werkführer und dem Maschinisten der ganze Betrag.

[2] Beschaffung eines Registrierstrom- und eines Registrierspannungsmessers auf 10 Jahre
verteilt . . . .   3 827,25 RM.
         —   1 576,25 ,,
         2 251,00 RM.
+ 1576,25 : 10 = +   157,63 ,,
         2 408,63 RM.

[3] Erneuerung der Plusplatten der Akkumulatorenbatterie auf 7 Jahre verteilt
         11 039,16 RM.
         —   9 832,49 ,,
         1 206,67 RM.
+ 9832,49 : 7 = +   1 404,63 ,,
         2 611,30 RM.

zur Verfügung, bei 550 WE auf 1 kg Dampf = 886774350 WE. Damit könnten die für die Sommermonate verbrauchten 2961 cbm $\times$ 4 $\times$ 1000 = 11844000 Liter Wasser um rund 750, also von 10 auf 85° erwärmt werden. Da geschätzt werden kann, daß das Wasser tatsächlich im Durchschnitt 70—75° warm wird, ist mit einem Wärmeverlust von 15% zu rechnen.

Unter der Voraussetzung, daß also 85% der Wärmekosten der Warmwasserbereitung aufgerechnet werden, kostet 1 cbm Wasser zu erwärmen $\dfrac{27764{,}54 \times 85}{100} =$ 23599,86 : 35532 = **0,66** RM.

Die kWh Strom zu erzeugen kostet unter der gleichen Voraussetzung und unter Verrechnung der gesamten übrigen Kosten lediglich zu Lasten der Stromerzeugung

$$\begin{array}{r} 45781{,}16 \\ -\ 23599{,}86 \\ \hline 22181{,}30 : 397651 = \textbf{5,6 Rpf.} \end{array}$$

Nach der Betriebsübersicht über das Elektrowerk wird an den

Sammelschienen Strom abgegeben . . . . 352344 kWh

Rechnet man hiervon als Gesamtverlust bis zu den einzelnen Verbrauchern 7% . . . . = 24664 kWh

so bleibt als nutzbar entnommener Strom . . . . 327680 kWh

Die nutzbare am Stromverbraucher abgegebene kWh kostet also

$$22181{,}30 : 327680 = \textbf{6,8 Rpf.}$$

Im folgenden Berichtsjahr können für den Warmwasserverbrauch die Kosten für Enthärtung und Erwärmung, weitere Berechnungen usw. vorgelegt werden, da inzwischen die Meßeinrichtungen hierzu erweitert und vervollständigt worden sind.

V. Revisionen.

Im Betriebsjahr 1926/27 wurden folgende Revisionen abgehalten:

a) Äußere Kesselrevison am 25. 11. 1926,
b) Innere Kesselrevision am 30. 4. 1926,
c) Wärmewirtschaftliche Prüfung des Kessel- und Heizwerkes am 9. 12. 1926,
d) Revision des Elektrowerkes, des Stromverteilungsnetzes und der Stromverbrauchereinrichtungen am 23. bis 25. 3. 1926.
e) Revision der Akummulatoren am 7. 9. 1926 und 6. 11. 1926.

Die Revisionen a, b und c nahm der bayer. Revisionsverein vor, die bei d die Landesgewerbeanstalt und von denjenigen bei e die eine die Landesgewerbeanstalt und die andere die Akkumulatorenfabrik A.-G.

Würzburg, 10. Mai 1928.

Universitätsbauamt:

Dr. Lommel.

gez. Hitzler

Anlage 1.

Betriebsübersicht über das Kesselwerk 1926/27.

| Monat | Kohlenverbrauch in Tonnen | | | | Ver-dampftes Wasser in cbm | Ver-dampf-fung aus netto | Dampf durch-schnittl. im Tag in kg | Kohlen durch-schnittl. im Tag à netto |
	netto	ange-nomme-ner Verlust	zu-sammen	durch-schnittl. im Tag netto				
April	209,400	11,700	221,100	6,980	1622	7,7	54067	6,980
Mai.............	163,100	7,900	171,000	5,261	1293	7,9	41710	5,261
Juni...........	155,500	8,100	163,600	5,183	1210	7,8	40333	5,183
Juli	116,400	5,800	122,200	3,755	1044	9,0	33679	3,755
August.........	110,600	5,500	116,100	3,568	1052	9,1	33935	3,245
September	114,700	3,700	118,400	3,823	1140	9,9	38000	3,823
Oktober........	253,600	9,900	263,500	8,181	2379	9,4	76742	8,181
November.......	323,900	9,700	333,600	10,797	2918	9,0	97267	10,796
Dezember	413,235	11,265	424,500	13,694	3843	9,3 [1]	123968	13,330
Januar..........	398,600	10,400	409,000	12,858	3707	9,3 [1]	119581	12,858
Februar........	368,200	11,200	379,400	13,150	3453	9,4	123321	13,150
März	309,400	9,300	318,700	9,980	2935	9,5	94677	9,303
Zusammen ...	2936,635	104,465	3041,100	—	26596	—	—	—

Anlage 2.

Betriebsübersicht über das Elektrowerk 1926/27.

| Monat | Gesamt-erzeug. Sammel-schienen kWh | Gesamt-abgabe an die Sammel-schienen kWh | Nutz-effekt zwischen Erzeug. und Ab-gabe % | Batterie | | | durchschnittlich im Tag | |
				Ladung kWh	Ent-ladung kWh	Nutz-effekt in %	erzeugt kWh	abgegeb. kWh
April	26375	22790	86,4	—	—	—	879	760
Mai.............	27373	23980	87,6	—	—	—	883	774
Juni...........	28044	24480	86,2	—	—	—	935	816
Juli	28206	24530	87,0	—	—	—	910	791
August.........	26290	22740	86,5	—	—	—	848	734
September	28221	26910	95,4	—	—	—	941	897
Oktober	35162	29520	84,0	—	—	—	1134	952
November.......	37652	34670	92,1	—	—	—	1255	1156
Dezember	43918	38540	87,8	4486	3650	81,4	1417	1243
Januar..........	42634	37561	88,1 [2]	4352	3596	82,6	1375	1212
Februar........	37711	33223	88,1 [2]	3999	3425	85,6	1347	1187
März	36065	33400	92,6	3778	3238	85,7	1163	1077
Zusammen ...	397651	352344	88,6					

[1] Verdampfung Annahme aus Durchschnitt November, Februar und März, da Wasser-messer im Werk zur Reparatur.

[2] Nutzeffekt (nach Angabe) aus Durchschnitt aus den Vormonaten, da Netzzähler außer Betrieb wegen Instandsetzung.

Besichtigungen.

Die erste Zeit nach Eröffnung des Luitpoldkrankenhauses wurde eifrig benutzt, um weiteren Kreisen Gelegenheit zu geben, die neuerbauten Anstalten in Augenschein zu nehmen. Es wurden durch den Direktor, durch die Vorstände, durch den Erbauer, durch die Verwaltung vielfach Führungen ganzer Gruppen und einzelner Personen unternommen. Ganz besonders wurde den Krankenkassen, der Gesellschaft zur Förderung der Wissenschaften an der Universität Würzburg u. v. a. die Besichtigung ermöglicht.

Wir hatten die Ehre des Besuches durch die Herren Ministerpräsidenten Graf LERCHENFELD und Dr. HELD, durch den Staatsminister Herrn Dr. MATT, Herrn Staatsrat Dr. HAUPTMANN u. a.

Eine große Freude erwuchs den Anstalten durch den in dem Bericht über die Kirche geschilderten Besuch Sr. Bischöflichen Gnaden Herrn Dr. MATTHIAS EHRENFRIED von Würzburg.

Dem Herrn Regierungspräsidenten Dr. v. HENLE, Herrn Oberbürgermeister Dr. LÖFFLER und Abordnungen aller Behörden wurde das Haus wiederholt gezeigt.

Im Laufe der Jahre erhielten wir den Besuch vieler staatlicher und städtischer Kommissionen, aus Hamburg, Bremen, Bochum, Erfurt, Hannover, Frankfurt a. M., Dresden, Nürnberg, Augsburg, Düsseldorf, Zürich, Wien, Stockholm, Johannisburg in Südafrika u. a. m. Zahlreiche einzelne Ärzte des In- und Auslandes besuchen die neuen Anstalten, aus weit entlegenen Orten der alten und neuen Welt; die Gruppenärzte der Heeres-Sanitätsinspektionen und der Oberste Sanitätschef der Reichswehr.

Erfreulich war die Gelegenheit, im Kreise der deutschen Ärzteschaft die neuen Würzburger Institute zu zeigen. In den Ausführungen der einzelnen Kliniks- bzw. Institutsvorstände sind die Tagungen fachärztlicher Vereinigungen angeführt; schön war es, daß es im Sommer 1927 gelang, die seit ihrer Gründung stets in München stattfindende Jahresversammlung bayerischer Chirurgen in Würzburg abzuhalten, im Jahre 1922 die Deutsche Pathologische Gesellschaft. Der Bayerische Ärztetag 1926, der große Deutsche Ärztetag 1927 vermittelte vielen auswärtigen Ärzten die Kenntnis von den neuen Anstalten, die sie ebenso wie die Teilnehmer der Ärztekurse in ihrer Heimat verbreiten können. Denn es ist auch in ärztlichen Kreisen noch nicht hinreichend bekannt, welch wertvolle Bildungsmöglichkeiten das neue Würzburg in seinen Krankenanstalten bietet.

Dasselbe gilt von Privatpersonen, Krankenkassen, Behörden usw. aus den ferner gelegenen Landesteilen, aus welchen Würzburgs Kliniken von Kranken aufgesucht werden. Die klinischen Anstalten mit ihren ausgezeichneten Hilfsmitteln haben die Aufgabe, diesen in entfernteren Gegenden wohnenden Kranken die beste Unterkunft zu bieten; sie sind anderseits auf sie angewiesen.

Auch heute noch sind Verwaltung und Ärzte gerne bereit, auf vorherige Anmeldung an die Verwaltung hin, Behörden, Krankenkassen, Vereinen eine Führung durch die Anstalten zu ermöglichen. Getragen vom Vertrauen der Kranken und all derer, welche für sie zu sorgen haben, hoffen wir auch in Zukunft am Aufschwung des Luitpoldkrankenhauses und damit der Universität weiter arbeiten zu können.

Berichtigung.

Auf Seite 104 in der Tabelle über den Krankenstand ist in der Spalte „Einzeldauer (Tage)" jeweils hinter der zweiten Ziffer ein Komma zu setzen.

Es muß also heißen 24,50 (nicht 2450) u. s. f.

Das staatliche Luitpoldkrankenhaus.